U0255659

北京协和医学院教育教学改革项目（PUMC-GS-2015007）
北京协和医学院青年医学教育学者培养项目（2015zlgc0712）

北京协和医学院 北京协和医院

协和乳腺外科教学指导

林 燕 姚 儒 著

 中国协和医科大学出版社

图书在版编目（CIP）数据

协和乳腺外科教学指导／林燕，姚儒著. —北京：中国协和
医科大学出版社，2018.11
　ISBN 978-7-5679-1171-0

　Ⅰ．①协…　Ⅱ．①林…②姚…　Ⅲ．①乳房疾病-外科
学　Ⅳ．①R655.8

　中国版本图书馆 CIP 数据核字（2018）第 260666 号

协和乳腺外科教学指导

著　　者：林　燕　姚　儒
责任编辑：吴桂梅

出版发行：**中国协和医科大学出版社**
　　　　　（北京东单三条九号　邮编 100730　电话 65260431）
网　　址：www.pumcp.com
经　　销：新华书店总店北京发行所
印　　刷：中煤（北京）印务有限公司

开　　本：787×1092　1/32 开
印　　张：4
字　　数：80 千字
版　　次：2018 年 11 月第 1 版
印　　次：2018 年 11 月第 1 次印刷
定　　价：25.00 元

ISBN 978-7-5679-1171-0

前　言

　　乳腺外科作为三级学科，从诞生之日起便缺少自己的专属教材。我作为担任乳腺外科教学秘书十年的老教师，也一直想弥补这个缺憾，却是一直因所谓繁杂的工作而搁置着。十年教学工作的点滴积累，血肉是早就有了，反倒是骨架，趁着这次教改项目的东风，给自己一些压力，便搭起来了。

　　这本书历经 2 年时间的撰写终于完成。撰写过程中得到了来自科室、医院、医学院、出版社老师们的大力支持，在此也想一一致谢。首先是我们的学校北京协和医学院给了教师们广阔的发展舞台，也给了我们最强有力的支持，才可能有此书的问世。应该说，教改项目孕育催化了我们教材的完善进程。第二，还要感谢北京协和医院的各位领导，从张抒扬院长到潘慧处长、姜英姿老师，这样一本小书的背后是他们事无巨细、不遗余力的指导和支持。走过一遍才知道，做成任何一件小事都是承载了众人的帮助才可能完成的。还要衷心感谢乳腺外科孙强主任，我作为孙主任的学生，不仅本书的很多观点性论断、病例甚至图片都得到了孙主任的不遗余力的支持，甚至上述的所谓十年积累也更应该说是孙主任对我十年教诲的积累；还要感谢乳腺外科的周易冬副主任、茅枫副教授、黄欣医生等全体同仁，

1

在本书的内容总结、图片整理过程中所给予的无私帮助，一如他们在日常点滴教学工作中的无私奉献，谢谢老师们！最后的校对、出版过程中，有幸见识了中国协和医科大学出版社的杨帆老师、吴桂梅老师的风采——专业、严谨、高效、敬业，其清袖贵格令我心生仰慕。

虽然承载各方关注和支持，受我水平所限，本书还有诸多不完善的地方，希望得到大家的指正，并在有可能再版时一一更正。

最后，希望这本小书能给所有进入乳腺外科工作的初学者以入门指导，希望能给予从事乳腺外科教学的老师们一点帮助，也希望本书的所有读者，在专业学习的道路上一往无前、一帆风顺！

林　燕

2018 年 8 月

目 录

第一章　乳腺专科基本知识

第一节　乳　腺　癌

　　乳腺癌近年来已跃居女性恶性肿瘤之首，其发生率占女性新发癌症总数的1/3。每年全世界约有138万妇女被诊断为乳腺癌，其中45万人死亡（图1-1）。在美国，乳腺癌的发病率以每年约2%的速度递增，从1980年的84.8/10万增加到2005年的150/10万，而目前我国乳腺癌的年发病率也已经达到了(35~50)/10万，上海的发病率最高，达到了60/10万，年平均增长速度高出欧美国家2个百分点（图1-2）。

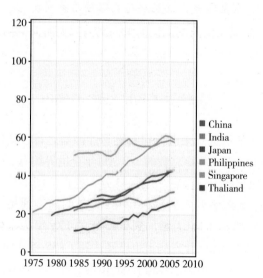

Estimated New Cases	Estimated Deaths
Female	**Female**
Breast 1383500	Breast 458400
Colon & rectum 570100	Lung & bronchus 427400
Cervix Uteri 529800	Colon & rectum 288100
Lung & bronchus 513600	Cervix Uteri 275100
Stomach 349000	Stomach 273600
Corpus uteri 287100	Liver 217600
Liver 225900	Ovary 140200
Ovary 255500	Esophagus 130700
Thyroid 16300	Pancreas 127900
Non-Hodgkin lymphoma 156300	Leukemia 113800
All sites but skin 6038400	All sites but skin 3345800

图 1-1　全球每年新增乳腺癌数及死亡人数

图 1-2　部分国家乳腺癌发病率（/10 万）

乳腺癌的病因尚不明确，目前已知其是多因素的，其中包括基因易感性、免疫防御功能缺陷、不良生活方式和其他生化因素等。雌激素曾一度被认为是最根本的致癌因素；但现在认为它只是肿瘤发生的一个促进因子。所以，尽管大量的研究希望发现乳腺癌的确切病因，但目前仍然没有突破性进展。

一、成人乳房的解剖结构

成年妇女乳房是两个半球形的性征器官，位于胸大肌浅面，在第二至第六肋骨水平的浅筋膜浅、深层之间，内至胸骨缘，外到腋中线，外上方形成乳腺腋尾部伸向腋窝。乳头位于乳房的中心，周围的色素沉着区称为乳晕。乳房平均直径 $10 \sim 12cm$，平均厚度为 $5 \sim 7cm$。

乳房由 3 部分组成：皮肤、皮下组织、乳腺组织。乳腺组织包括腺体和间质，腺体分为 $15 \sim 20$ 个小叶，并放射状汇聚到乳头。输乳管直径约 $2mm$，在乳晕深面变为输乳管窦，直径 $5 \sim 8mm$；$5 \sim 10$ 个主乳管开口于乳头，而另 $5 \sim 10$ 个乳管在乳头上是盲端。每个腺叶的输乳管由 $20 \sim 40$ 个乳腺小叶汇聚而成，而每个小叶由 $10 \sim 100$ 个腺泡或囊性管状分泌单位构成。乳腺间质和皮下组织包括脂肪、结缔组织、血管、神经和淋巴组织（图 1-3）。

乳房的皮肤纤薄，含有毛囊、皮脂腺和外分泌腺。蒙氏腺是能够分泌乳汁的大皮脂腺，代表了汗腺和乳腺的中间阶段。蒙氏结节（Morgagni tubercles）位于乳晕的外周部分，是蒙氏腺导管开口

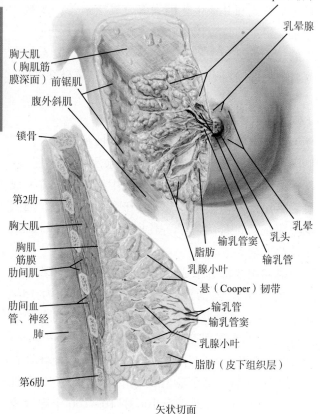

前外侧解剖

悬（Cooper）韧带

乳晕腺

胸大肌
（胸肌筋
膜深面）前锯肌

腹外斜肌

锁骨

第2肋

胸大肌

胸肌
筋膜
肋间肌

肋间血
管、神经

肺

第6肋

乳头

乳晕

输乳管窦

脂肪

乳腺小叶

输乳管

悬（Cooper）韧带

输乳管

输乳管窦

乳腺小叶

脂肪（皮下组织层）

矢状切面

图 1-3　女性乳房解剖图

（摘自：奈特人体解剖彩色图谱/王怀经主译. 北京：人民卫生出版社，2005）

处隆突而成。胸浅筋膜包围乳腺，并向下与腹浅筋膜的 Camper 筋膜相延续。乳腺的深面位于胸深筋膜浅面，覆盖胸大肌和前锯肌。浅筋膜的深浅两层之间由纤维带（Cooper 韧带）相连接，它们是乳房的天然支撑结构。

乳房的主要血液供应来源于内乳动脉和胸廓外动脉。大约 60% 的血供来自内乳动脉的前穿支，主要供应乳房的内侧和中央部分；另外大约 30% 的血供来自胸廓外动脉，主要供应乳房的外上象限。乳房的皮下层淋巴丛与全身体表的皮下淋巴管相连续。这些无瓣膜的淋巴管道与皮下淋巴管相通，并与乳晕下 Sappey 淋巴丛汇合。淋巴液单方向由浅至深，由乳晕下淋巴丛经乳腺导管的淋巴管至小叶周围及深部皮下淋巴丛。乳房的淋巴回流约有 5% 流向内乳淋巴结，而 90% 流向腋窝淋巴结，再流向锁骨下淋巴结。此外，还有极少量的淋巴液流向腹部和对侧乳房。向腹部输出的淋巴液从乳房深部淋巴管网流向腹直肌鞘和肝镰状韧带的淋巴管，从而通向肝脏；向对侧输出的淋巴液沿两侧乳房间的皮下交通淋巴管，可以流向另一侧乳房的皮下部分（图 1-4）。

解剖学上腋窝淋巴结分为多组，可分为尖群或锁骨下淋巴结，位于胸小肌的内侧；腋静脉淋巴结，沿着腋静脉由胸小肌至腋窝最外侧分布；胸肌间淋巴结，在胸大肌和胸小肌之间沿着胸外侧神经分布；肩胛群，沿着肩胛下血管分布；中央淋巴结，位于胸大肌外缘下、胸小肌的下面。

临床上还有另外一种更常用的淋巴结分组方法，以确定病理解剖和转移分级为目的，将腋窝淋巴结分为 3 级，也称 3 站（图 1-5）。Ⅰ站淋巴结位于胸小肌外缘的外侧，Ⅱ站淋巴结位于胸小肌后方，Ⅲ

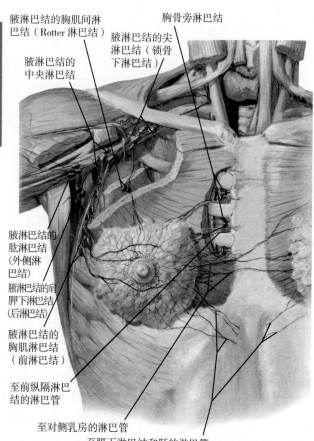

腋淋巴结的胸肌间淋巴结（Rotter 淋巴结）

胸骨旁淋巴结

腋淋巴结的中央淋巴结

腋淋巴结的尖淋巴结（锁骨下淋巴结）

腋淋巴结的肱淋巴结（外侧淋巴结）

腋淋巴结的肩胛下淋巴结（后淋巴结）

腋淋巴结的胸肌淋巴结（前淋巴结）

至前纵隔淋巴结的淋巴管

至对侧乳房的淋巴管

至膈下淋巴结和肝的淋巴管

图 1-4 乳房淋巴引流

（摘自：奈特人体解剖彩色图谱/王怀经主译. 北京：人民卫生出版社，2005）

站淋巴结位于胸小肌内侧缘的内侧。这种分级只是在手术中标记淋巴结才能确定。

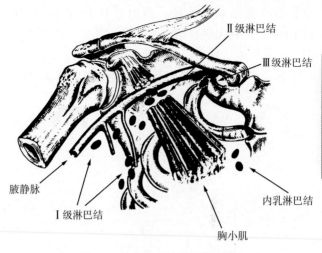

图 1-5 腋窝淋巴结分三站（级）

二、乳房的物理检查

1. 临床乳房检查（clinical breast examination, CBE）

临床乳房检查（CBE）这个概念是相对于乳房自我检查而提出的，是指患者到医院接受医师的专科物理检查。荟萃分析显示临床乳房检查可使乳腺癌死亡率在 40~69 岁妇女中下降约 1/4。研究明确指出，临床乳房检查与摄片方法相结合的诊断敏感性比单独应用乳房摄片更高，因为临床乳房检查可以识别出乳房摄片漏诊的乳腺癌。

（1）坐位的检查：乳房的物理检查应该由坐位开始。坐位时，明显的不对称、皮肤隆起、皮肤或乳头回缩以及乳头溃疡最明显（图 1-6A）。当患者上肢上举时（图 1-6B），乳房下部或乳房下部皱褶

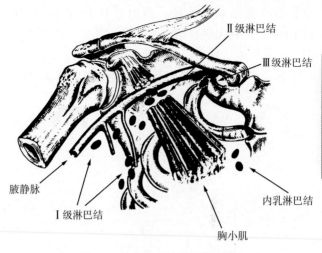

乳腺专科基本知识

7

皮肤的改变显示更清晰。当患者双手用力叉腰时（图 1-6C），胸大肌收缩，可以显示其他方法不能发现的皮肤回缩。接着，在患者挺直上身时触诊乳房，可能触及平卧位时难以扪及的细微病变（图 1-6D），

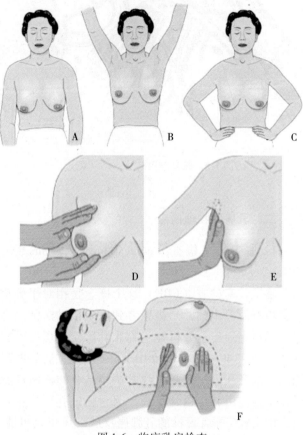

图 1-6　临床乳房检查

注：A. 站立位；B. 手臂抬高；C. 双手置于臀部；D. 站立位触诊；E. 腋窝触诊；F. 仰卧位触诊

［摘自：http://www.uptodate.com Patient education：Breast cancer screening（Beyond the Basics）］

尤其是位于乳房较高或尾叶区域的肿块，因为坐位时肿块周围的乳房组织向下移位从而使肿块更为明显。患者取坐位并挺直上身时最有利于检查锁骨上区域及双侧颈部，以探查是否有淋巴结肿大。检查右侧腋窝时（图 1-6E），由医师用右手托起并固定患者右侧肘部，使胸壁肌肉得以松弛，用左手进行触诊，检查腋窝下部、中部及上部，并可向上延伸至锁骨。医师用左手固定患者左臂并使之松弛后，可用右手检查左侧腋窝。若触及淋巴结，医师必须评估其为多发还是单发、活动还是固定以及分级和大小。直径大于 1cm、坚硬、不规则以及多发或融合的结节被认为是可疑的转移灶。许多女性尤其是在有手或手臂的炎症时（划伤、擦伤或烧伤），可触及小的、活动的腋窝淋巴结。这种淋巴结通常直径小于 1cm，多为反应性增生。

　　对乳房皮肤和乳头的仔细检查可以发现或提示存在潜在恶性病变的可能。乳房皮肤的水肿（橘皮样变）通常范围较广（图 1-7A），偶尔会很小，这种情况发生在乳房下部时较其他部位更为明显，当患者上肢上举时最易发现。这种水肿常常是乳房深部癌肿阻塞淋巴管所引起，也有可能是转移性疾病广泛累及腋窝淋巴结所致。当胸大肌收缩时，皮肤的回缩（酒窝征）会很明显（图 1-7B、图 1-8A），这提示有潜在病灶的可能。乳房皮肤红斑也是可能存在的恶性疾病的征象，不仅可能是导管周围乳腺炎或者脓肿形成等炎症所致，也有炎性乳腺癌的可能（图 1-7C）。检查乳头是否回缩（图 1-8B）或有溃疡很重要，溃疡最初可能只是侵及部分乳头，病变很微小，但也应注意这可能提示 Paget 病（图 1-9A、图 1-9B）的存在。这种乳腺癌的早期形式起源于主导管并沿其扩展，表现为乳头异常，有时可累及整个乳头乳晕区。

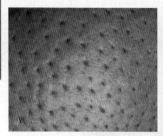
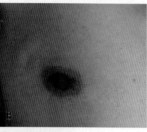
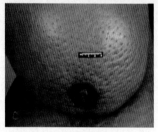

图 1-7　乳房的临床表现

注：A. 橘皮征；B. 酒窝征；C. 炎性乳癌

（图片 C 来源：Giordano SH. Update on locally advanced breast cancer. Oncologist, 2003, 8：526.）

（2）卧位的检查：患者取仰卧位，此时乳房位于胸壁的最上方，并沿胸壁铺展，最有利于检查。将一小枕头垫于同侧肩部下方，同时同侧上肢上举置于头的上方（图 1-6F）。皮肤和胸壁之间的乳房组织越少，乳房检查就越准确；反之则越不准确。检查者必须检查整个乳房，从胸骨延伸至腋中线，上至锁骨，下至胸廓下部。检查者用连续指触技术

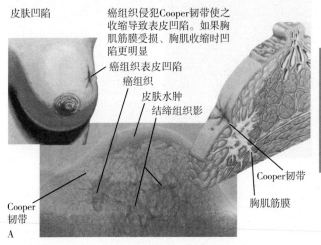

皮肤凹陷

癌组织侵犯Cooper韧带使之收缩导致表皮凹陷。如果胸肌筋膜受损、胸肌收缩时凹陷更明显

癌组织表皮凹陷

癌组织

皮肤水肿

结缔组织影

Cooper韧带

胸肌筋膜

Cooper
韧带

A

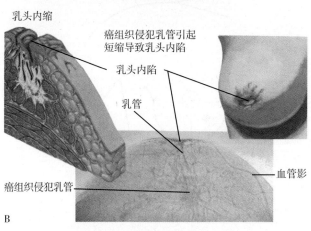

乳头内缩

癌组织侵犯乳管引起短缩导致乳头内陷

乳头内陷

乳管

血管影

癌组织侵犯乳管

B

图 1-8　乳房皮肤及乳头的临床表现

注：A. 皮肤凹陷；B. 乳头内陷

检查，所寻找的病变往往很微小，应检查所有象限。由于恶性病变多发于乳房外上象限（图1-10），乳房检查应当由该象限开始。顺时针触诊一周，回到外上

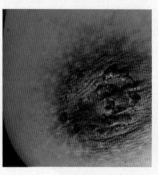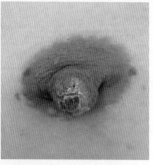

图 1-9　Paget 病

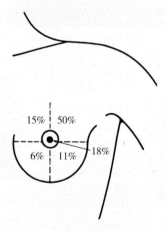

图 1-10　乳腺癌好发部位

象限检查第二遍。在有些妇女中小于 1cm 的癌肿可以触及，而在另一些妇女中大的病变却很隐蔽。检查者必须对乳房本身的质地有所估计；对于未绝经的患者，在经期前检查时可能无法评估因充血而呈团块状的乳腺组织，而在月经结束后几天复查时的

12

情况则明显改善；对于绝经后患者，其脂肪-乳腺组织比例较高，使得触诊和乳房摄片诊断更准确，这些患者的乳房没有周期性改变，因此与绝经前的患者相比，如果连续几次触诊有局限增厚区域更有诊断意义。

目前，国际上对定期临床乳房检查的态度是肯定的，专业医师的物理检查结合适当的影像学检查（包括乳房摄片、超声、CT、MRI 等），对于提高早期乳腺癌诊断率的作用是十分明确的，可以有效改善乳腺癌的无病生存率和总生存率。

2. 乳房自检

体格检查后，医师应该建议患者每月在其月经周期中乳房既不充血、也不疼痛时做一次乳房自检。绝经后女性则应每月在一固定日做一次自检。许多医师建议患者在洗澡时进行自检，因为当手和乳房都潮湿的情况下更容易感觉到肿块。自检时，患者坐在镜子前，分别在双上肢下垂时和双上肢上举时检视乳房。观察乳房有无外形改变、皮肤凹陷和乳头异常。然后，患者取仰卧位，待检侧肩下垫小枕，用左手手指平面触诊整个右侧乳房，反之亦然。

"定期乳房自检（breast self-exam）"在以往曾被推荐为早期发现乳腺癌的重要方法，但是近年来不断出现的证据提示，"定期乳房自检"不能有效降低乳腺癌的死亡率。基于此，美国癌症学会（ACS）2005 年即对 2003 年版"癌症早期发现指南"做了修订，不再推荐"定期乳房自检"作为乳腺癌的早期诊断手段，而临床乳房检查仍然保留。

经乳房自检发现的恶性肿瘤多数已属晚期，且有可能误导一部分可能到医院检查从而获得早期诊断的病例，使其继续观察从而丧失了最佳诊断时机，所以目前国际上已摒弃推荐乳房自检。但是，我国目前仍然推荐进行乳房自检，因为还有相当多的女性（尤其是老年女性）不能或没有自觉意识做正确的自我检查，就诊时肿块已经很大，导致施行局部手术困难；同时，我国的医疗资源相对匮乏，很多妇女难于获得充分的随诊保健服务。所以，有条件到医院检查的妇女应该在40岁以后每年进行一次乳房超声检查，同时由专科医师进行乳房临床检查（CBE），并且每个月进行乳房自我检查。而对于就医较不方便的人群，至少要做到定期乳房自检，一般是每月一次。

三、罹患乳腺癌的危险因素

1. 危险因素

近年来的大量研究都在关注乳腺癌的患病危险因素，如年龄、家族史、饮食习惯、体育锻炼、心理因素以及激素应用等。这些危险因素中，有些是客观存在，个体无法改变的，如年龄和家族史；有些是可以通过后天努力将这些危险因素降低或去除的，如吸烟、饮酒、控制体重、激素应用等，这部分内容是我们更为关心的。表1-1节选自 Paige 等2016年发表在 *JAMA ONCOLOGY* 上的 BPC3 研究的结论，作者发现吸烟、饮酒、超重和激素应用是最重要的4个可改变因素，如果女性不吸烟、不饮酒、不超重、不应用性激素，就可以使目前28.9%的乳腺癌患者免于患病。

表 1-1 不同危险人群中乳腺癌相关危险因素对乳腺癌发病的影响

Nonmodifiable Risk Groups	Proportion of Breast Cancer, %									
	Alcohol		MHT		BMI[b]		Smoking		All 4 Modifiable Risk Factors Simultaneously[c]	
	P	T	P	T	P	T	P	T	P	T
1	4.00	0.36	4.60	0.31	4.80	0.57	4.10	0.12	4.40	1.28
2	5.50	0.49	5.80	0.38	6.30	0.76	5.70	0.17	5.90	1.70
3	6.60	0.59	7.00	0.47	7.20	0.87	6.80	0.21	7.00	2.01
4	7.70	0.69	8.30	0.55	8.10	0.98	7.90	0.24	8.00	2.31
5	8.60	0.77	8.80	0.58	9.10	1.09	8.70	0.27	8.80	2.55
6	9.90	0.89	9.50	0.63	10.10	1.22	9.60	0.30	9.80	2.84
7	11.10	1.00	11.10	0.74	10.90	1.32	10.80	0.33	11.00	3.18
8	12.40	1.11	12.00	0.80	12.10	1.46	12.50	0.38	12.20	3.53
9	14.70	1.32	14.30	0.95	13.80	1.66	15.20	0.47	14.30	4.14

续　表

Nonmodifiable Risk Groups	Proportion of Breast Cancer, %									
	Alcohol		MHT		BMI[b]		Smoking		All 4 Modifiable Risk Factors Simultaneously[c]	
	P	T	P	T	P	T	P	T	P	T
10	19.7	1.78	18.50	1.23	17.50	2.11	18.80	0.58	18.50	5.35
PAR[d]	-	9.01	-	6.64	-	12.05	-	3.08	-	28.90

(Maas Paige, etc. Breast Cancer Risk from Modifiable and Nonmodifiable Risk Factors Among White Women in the United States. JAMA Oncol. 2016; 2 (10) : 1295-1302)

　　以下针对研究较多及证据较多的危险因素内容做一介绍。

　　(1) 性别：男性也可以发生乳腺癌，但是 99% 的乳腺癌发生在女性。在欧美国家，乳腺癌的发病率随妇女年龄的增长而增加，大部分乳腺癌发生在绝经后 (图 1-11)。30 岁妇女患乳腺癌的可能性仅为 60 岁妇女的 7%。而中国女性的乳腺癌发病年龄较轻 (图 1-12)，发病率从 30 岁开始增加，发病高峰期为 40~49 岁，比西方妇女早 10~15 年。

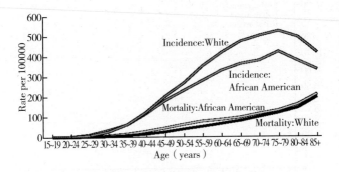

图 1-11　美国乳腺癌发病年龄分布

(节选自文章：American Cancer Society, Surveillance Research, 2005)

　　(2) 家族史：乳腺癌的家族史无论来自母系还是父系，都会增加乳腺癌发生的可能性。在直系亲属中 (母女、姐妹)，乳腺癌发病史的关联性最大 (表 1-2)。母亲在 40 岁前被诊断为乳腺癌或者有一个姐妹患有乳腺癌的妇女，其患乳腺癌的危险性是一般人的 2 倍。危险性随母亲发病年龄的增长而下降；然而即使母亲的诊断年龄为 70 岁，其危险性还

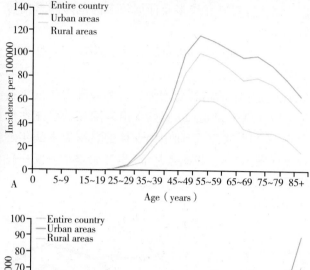

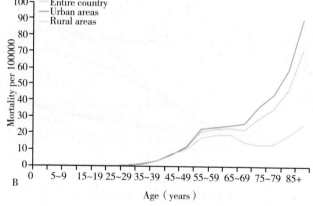

图 1-12　中国女性乳腺癌年龄分布图（2009 年）

注：A. 发病率；B. 死亡率

（数据来源于：中国肿瘤登记年报 2012 年）

是增加的（*RR* 1.5）。但是，真正能够明确的遗传性（与 *BRCA*1 和 *BRCA*2 这两个基因有关）乳腺癌只有不到 10%，通常遗传性乳腺癌有发生早和两侧发病的特点。

表 1-2 直系亲属有乳腺癌病史的患者相对危险度

Number of first-degree relatives * with breast cancer	Cases (n = 58209)	Controls (n = 101986)	Risk ratio (99% FCI) [†]
None	50713	94548	1.00 (0.97~1.03)
1	6810	6998	1.80 (1.70~1.91)
2	603	404	2.93 (2.37~3.63)
3 or more	83	36	3.90 (2.03~7.49)

A

Woman's age (years)	Relative's age at diagnosis of breast cancer								No relative with breast cancer	
	<40years		40~49years		50~59years		≥60years			
	Cases/controis	Risk ratio* (99% FCI)	Cases/controis	Risk ratio* (99% FCI)	Cases/controis	Risk ratio* (99% FCI)	Cases/controis	Risk ratio* (99% FCI)	Cases/controis	Risk ratio* (99% FCI)
<40	125/41	5.7 (2.7~11.8)	173/95	2.9 (1.9~4.4)	150/87	2.8 (1.7~4.5)	113/96	2.0 (1.2~3.2)	4828/7767	1.0 (0.94~1.06)
40~49	132/76	3.0 (1.8~4.9)	304/196	2.0 (1.5~2.8)	291/199	2.3 (1.7~3.2)	431/378	1.7 (1.3~2.1)	8678/13448	1.0 (0.95~1.05)
50~59	94/107	2.0 (1.2~3.4)	251/257	2.2 (1.6~3.0)	286/322	1.6 (1.2~2.1)	571/707	1.6 (1.3~2.0)	8368/17532	1.0 (0.95~1.05)
≥60	87/122	1.4 (0.9~2.1)	181/241	1.4 (1.0~2.0)	245/330	1.5 (1.2~2.0)	641/774	1.4 (1.2~1.7)	6949/15195	1.0 (0.95~1.06)

B

A. 与直系亲属患病数量的关系；B. 与直系亲属发病年龄的关系

注：（Collaborative Group on Hormonal Factors in Breast Cancer. Familial breast cancer: collaborative reanalysis of individual data from 52 epidemiological studies including 58 209 women with breast cancer and 101 986 women without the disease. Lancet, 2001, 358 : 1389-1399）

（3）内分泌因素：已经明确内分泌和生殖因素与乳腺癌的危险性升高有关。早期暴露于激素环境是重要的发病因素。妇女初潮年龄越小，乳腺癌的危险性就越大。初潮年龄小于 13 岁的妇女发生乳腺癌的相对危险度是其他妇女的 2 倍。一项大型国际病例对照研究提示，初潮的时间每推迟 2 年，乳腺癌的危险性下降 10%。同时，妇女绝经越晚，乳腺癌危险性也就越高。绝经时间每推迟 5 年，乳腺癌危险性增加 17%，但是绝经时间晚所造成的危险度增加在绝经 20 年后的妇女中不再延续。总的月经持续时间很重要，与月经持续时间小于 30 年的妇女相比，月经持续时间大于 30 年的妇女危险性明显增加。在自然绝经的妇女中，55 岁绝经者的危险性是 44 岁前绝经者的 2 倍。

第一次足月妊娠年龄也是一个重要的危险因素。如果妇女第一次足月妊娠年龄小于 19 岁，相比未生育妇女乳腺癌危险性下降大约 50%；如果第一次足月妊娠年龄在 30 ~ 34 岁间，乳腺癌危险性和未生育妇女基本相同；35 岁后妊娠妇女与未生育妇女相比，患乳腺癌的危险性是增加的。而非足月妊娠没有显示出这种保护作用。有些人认为初潮和第一次足月妊娠间的间隔是影响内分泌环境的重要因素。这种重要性可能可以用"雌激素开窗假说"解释。

（4）良性疾病：部分良性乳房疾病史可能是乳腺癌发生的危险因素（表 1-3）。

（5）母乳喂养：目前还不确定母乳喂养对乳腺癌发生是否有保护作用。在中国母乳喂养比美国更普遍，研究表明长期的母乳喂养具有保护性。美国的研究表明只有微弱的保护作用，随母乳喂养时间的延长，危险性并没有下降的趋向。部分研究表明母乳喂养仅可轻度降低绝经前妇女乳腺癌的危险性，而对绝经后妇女发病率没有影响。

表 1-3　既往乳腺良性病史的患者相对危险度

	良性疾病	相对危险度
非增殖性病变	纤维腺瘤、囊肿、单发导管内乳头状瘤、良性叶状肿瘤、脂肪坏死、乳腺炎、导管扩张	不增加风险
增殖性病变无不典型增生	导管上皮增生、硬化性腺病、多发性导管内乳头状瘤	1.5~2
增殖性病变伴不典型增生	导管上皮不典型增生、小叶不典型增生	4~5
小叶原位癌	–	7~11

〔Dyrstad SW, et al. Breast cancer risk associated with benign breast disease: systematic review and meta-analysis. Breast Cancer Res Treat, 2015, 149（3）：569-575〕

（6）激素替代治疗及避孕药：很多研究评估了雌激素的作用以及它们和乳腺癌的关系，包括口服避孕药和绝经后激素替代治疗。在大规模的研究中，使用口服避孕药的妇女和从未使用的妇女相比较，乳腺癌发生的危险性并没有增加。无论是雌激素和孕激素的类型，还是使用的持续时间都不影响乳腺癌发生的危险性。一项队列研究通过 25 年的随访，评估了乳腺癌的死亡率和口服避孕药的关系，发现在口服避孕药使用者中，死亡率并没有增加。

而绝经激素治疗（MHT）与乳腺癌的相关性在乳腺外科医师和妇科医师之间是存在一定分歧的，目前现有证据多数是提示MHT应用可能会增加罹患乳腺癌的风险，尤其是联合用药（即同时服用雌激素和孕激素）在一定程度上增加了乳腺癌的患病风险，随用药时间的延长，风险逐渐增加，尤其在用药的最初1~2年内。停药后风险即开始下降，停药5年后基本等同于未用药人群。美国的"妇女健康启动研究（WHI）"中途宣布停止，原因之一就是乳腺癌发生的危险性超出了预计数字。至少有一点可以肯定，激素替代疗法在一定程度上刺激了乳房，使本已开始退化的腺体再次获得发育、增生的机会。美国女性健康促进会在近17万美国女性志愿者中进行的调查结果显示，在联合用药的妇女中乳腺癌发病率明显升高，外源性激素的摄入很容易导致体内激素分泌失衡，造成雌激素等多种激素水平的紊乱。如果紊乱时间过长，乳腺导管上皮细胞在其刺激下由单纯性增生发展到异常增生，就会有癌变的可能。而单纯使用雌激素的妇女，乳腺癌的发生率仅轻度增加。所以，在利用激素替代治疗的优点时，应对激素替代治疗的启动时间和剂量、配伍方面进行更深入地研究。

四、乳腺癌的早期诊断

在全球乳腺癌发病率持续上升的同时，欧美发达国家的乳腺癌死亡率却在逐渐下降，开展于20世纪80年代的乳腺癌普查与早期发现率的不断提高是其死亡率下降的主要原因。乳腺原位癌的治愈率几乎达 100%，Ⅰ期乳腺癌 5 生存率是 97%，Ⅱ期乳腺癌是 75.9%，Ⅲ期仅为 45%。因此，乳腺癌的早期诊断是提高乳腺癌患者生存率和生活质量、提高乳腺癌治愈率、降低死亡率的关键。

既往对"早期"乳腺癌的概念多有混淆。一种定义包括以下 3 种情况：①乳腺小叶原位癌和导管原位癌；②直径小于 5mm 的小浸润癌（亚临床癌）；③直径小于 1cm，局部活动度大，无腋下淋巴结肿大的微小癌。也有将早期乳腺癌定义为临床上触及不到肿块的乳腺癌，即不可触及乳腺癌。临床上一般将Ⅰ、Ⅱ期乳腺癌统称为早期乳腺癌。

现代肿瘤学研究表明，乳腺癌从初起单个癌细胞的分裂增殖，到发展成临床能检出的直径约 1cm 的小肿块，约需 30 次倍增，其生长期至少已逾 3 年，给转移提供了可能的时间。故在Ⅰ期乳腺癌中，肿瘤>1cm 时可能已发生了全身的亚临床转移；而Ⅱ期病例中包括了有腋窝淋巴结转移的患者，即使腋窝淋巴结阴性，而原发肿瘤已超过 2cm，周身的亚临床转移也可高达 25% ~ 30%。所以，从组织学角度看，Ⅰ、Ⅱ期患者中已有相当一部分并不属于"早期"。真正的"早期"应指尚未向邻近组织浸润和未发生转移的（包括区域淋巴结）病变，病理学将早期癌限于：①非浸润癌，即原位癌（导管内癌和小叶原位癌）；②早期浸润癌；③原发癌直径<0.5cm，病理证实淋巴结无转移的浸润性癌；④浸润性乳腺癌肿块超过 2cm，但始终不发生转移者。

目前对于早期乳腺癌的概念尚未统一，我们经综合分析病理和临床两方面的国内外研究进展，将早期乳腺癌的概念分为组织学早期癌（即原位癌、早期浸润癌但原发癌直径小于0.5cm且无淋巴结转移）和临床早期癌（包括Ⅰ、Ⅱ期病例），临床早期癌的范畴较宽，涵盖了组织学早期癌的内容。

因此，在乳腺癌尚处于早期阶段时，通过筛查、临床查体、影像检查及其他检查手段将其检出，即为乳腺癌的早期诊断。

1. 筛查手段

筛查是乳腺癌早期诊断的有效方式，但早期乳腺癌通常缺乏明显的临床体征，主要是通过影像学检查获得早期征象。影像学检查发现的可疑病灶如果不能被临床查体触及，则称为"不可触及乳腺病变"，这样发现的乳腺可疑病灶中有近20%是乳腺癌，而这部分乳腺癌中早期病例占90%以上。

现在应用于乳腺筛查的辅助检查方法有10余种，如乳房钼靶X线摄影（图1-13）、乳房彩色多普勒超声检查（图1-14）及乳房MRI检查（图1-15）等。但真正较为成熟或有较好应用前景的手段主要是钼靶和超声。

但临床触诊基本功仍然十分重要，对于辅助检查难以发现的某些病变，如乳房周边区小结节、乳头溢液等，应用临床触诊更具优势。详尽的病史采集及乳腺癌危险因素的评估也有助于判断患者罹患乳腺癌的危险性；认真而全面的体格检查亦有助于发现早期乳腺癌的一些细微体征变化，如乳头、皮肤的改变，腺体局限增厚，乳头溢液等。

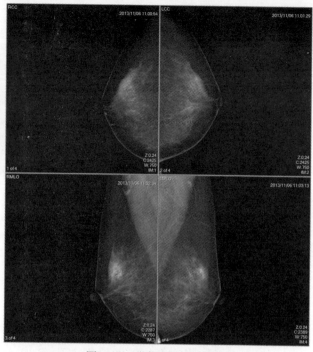

图 1-13　乳房钼靶 X 线摄影

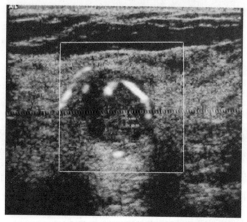

图 1-14　乳腺肿物的彩色多普勒超声检查

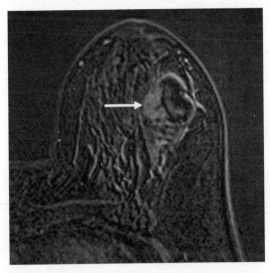

图 1-15　乳腺肿物的 MRI 影像

在筛查选用钼靶还是超声方面，国内外的选择不尽相同。

国外将乳房摄片检查作为普查的主要手段，多项大规模前瞻性研究结果表明，对 50~69 岁妇女进行乳房摄片筛查可以使乳腺癌相关死亡率明显下降（图 1-16）。但对筛查的频率以及是否推荐 40~49 岁妇女进行筛查都存在争议，各方意见不尽相同（表 1-4）。目前，美国癌症协会（American Cancer Society，ACS）将筛查年龄从 40 岁改为 45 岁：45~54 岁女性应每年一次筛查，55 岁以上女性应每两年或继续每年接受一次乳腺 X 线摄影。美国预防服务工作组（U. S. preventive services task force，US-

PSTF）推荐筛查开始年龄为 50 岁，结束年龄为 74 岁，频率为两年一次。

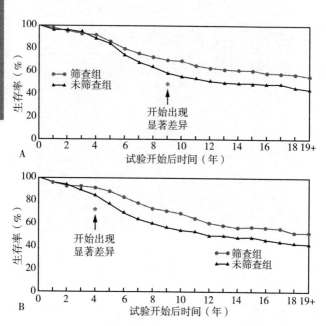

图 1-16 乳房摄片筛查对不同年龄女性生存率的影响

注：A. HIP 研究，摄片筛查对 40~49 岁妇女（所有时期）的生存率影响；B. HIP 研究，摄片筛查对 50~64 岁妇女（所有时期）的生存率影响

［Chu KC, etc. Analysis of breast cancer mortality and stage distribution by age for the Health Insurance Plan clinical trial. J Natl Cancer Inst, 1988, 80（14）：1125-1132］

表 1-4 乳腺钼靶 X 线摄片筛查对 ≥40 岁妇女生存率影响

Age range, yr	Screening interval <24 mo			Screening interval ≥24 mo		
	No. of trials	RR (95% CI)	GRADE quality of evidence	No. of trials	RR (95% CI)	GRADE quality of evidence
40~49 *	5[15,17-20]	0.82 (0.72~0.94)	High	3[16,18]	1.04 (0.72~1.50)	Low
50~69	4[15,18,19,21]	0.86 (0.75~0.98)	High	3[16,18]	0.67 (0.51~0.88)	Moderate
≥70	NA[†]	–	–	2[16,18]	0.68 (0.45~1.01)	Low
All ages	6[15,17-21]	0.83 (0.76~0.92)	High	3[16,18]	0.77 (0.58~1.03)	Low

Note: CI = confidence interval, GRADE = Grades of Recommendation Assessment, Development and Evaluation, [10] NA = not available, RR = relative risk.

* The evidence used to support this recommendation is based on data for women aged 39~49yr.

† No trials performed in women aged ≥70yr.

乳房摄片检查的报告先根据乳腺腺体多少对乳腺进行分型，目的是让临床医师对这份报告的可信度做一初步了解。分 4 型：致密型、多量腺体型、少量腺体型、脂肪型。对前两种分型，假阴性的可能性较大，而后两种乳腺分型 X 线上病变漏诊的概率较少。检查的结果一般采用美国放射学会的乳腺影像报告和数据系统（Breast Imaging Reporting And Data System，BI-RADS），具体描述见下。

0 级：评估不完全，需要召回（recall）补充其他影像检查进一步评估或与前片比较。推荐的进一步影像检查方法包括乳腺超声检查、局部加压摄影、放大摄影、特殊投照体位摄影。

1 级：阴性。无良恶性改变发现。

2 级：良性改变。包括钙化的纤维腺瘤、多发的分泌性钙化、含脂肪的病变（脂性囊肿、脂肪瘤、输乳管囊肿及混合密度的错构瘤）、乳腺内淋巴结、血管钙化、植入体、符合手术部位的结构扭曲等。但总的来说并无恶性的 X 线征象。

3 级：良性可能大，建议短期随访。有很高的良性可能性，期望此病变在短期（一般为 6 个月）随访中稳定或缩小来证实判断。这一级的恶性率一般小于 2%。边缘清晰的肿块、局灶性的不对称、簇状圆形和（或）点状钙化这三种征象被认为良性改变可能大。经过连续 2~3 年的稳定可将原先的 3 级判读（可能良性）定为 2 级判读（良性）。

4 级：可疑异常，要考虑活检。这一级包括了一大类需临床干预的病变，包括边界部分清晰部分浸润的肿块、形态不规则边缘浸润的肿块、簇状分布的细小多形性钙化等。此类病变无特征性的乳腺癌形态学改变，但有恶性的可能性。有经验的放射科医师还可根据其不同的恶性可能性对病变的印象再细分成 4A（恶性风险 5%~10%）、4B（恶性风险 10%~70%）、4C（恶性风险 70%~90%）3 个亚级。

5 级：高度怀疑恶性，应立即采取适当措施（几乎肯定的恶性）。这一类病变有高度的恶性可能性。检出恶性的可能性大于 90%。形态不规则星芒状边缘的高密度肿块、段样和线样分布的细小线样和分支状钙化、不规则星芒状边缘肿块伴多形性钙化均应归在这一级中。

6 级：已活检证实为恶性，应立即采取适当措施。这一分级用在活检已证实为恶性但还未进行治疗的影像评价上。主要是评价先前活检后的影像改变，或监测手术前新辅助化疗的影像改变。

乳房钼靶 X 线摄影的缺点是对致密腺体显影较差，病灶影像易被掩盖。其次放射线对人体有一定损害，不宜过多反复应用，尤其是年轻妇女。而我国妇女乳腺密度普遍高于西方人种，且我国乳腺癌的发病高峰年龄为 40~49 岁，比西方国家约提前 10 年（图 1-17），使得在西方国家广泛应用的乳房钼靶摄片的敏感性和特异性在我国较低。而超声检查乳腺则有以下优点：①无放射性，对年轻女性，尤其是妊娠、哺乳期女性检查更为适宜，进行普查和随访也很方便；②对囊性或实性肿块鉴别意义大，超声可发现 2mm 大小的囊肿；③超声对乳腺组织的层次显示清楚，定位较准；④近年来高频超声及多普勒技术的发展，使得超声检查的分辨率明显提高，同时可以清楚显示血管走行和血供情况，故应用超声可以初步定性诊断；⑤对致密型乳房应用 X 线检查不满意，超声检查则显示满意；⑥腋窝和锁骨上淋巴结显示清楚。所以，不能盲目跟从国外常规乳房摄片筛查来提高早期诊断率。结合中国人的特点，适合我国妇女的首选普查手段是乳房超声检查，如有可疑病灶则结合钼靶检查。具体的实施措施，如适合我国妇女各年龄段人群的具体方法及频度等尚需科学论证。

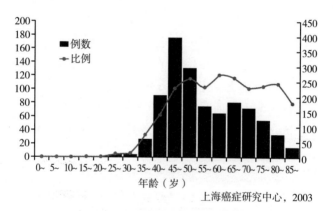

上海癌症研究中心，2003

图 1-17　我国乳腺癌的发病高峰年龄

乳房 MRI 检查，最初应用于临床和辅助检查正常而以腋窝淋巴结转移为首发症状的隐匿性乳腺癌患者。对于临床查体、X 线和超声检查发现的可疑病变，MRI 检测的敏感性约为 96%，特异性 75%，准确性 86%。因此，MRI 检查对于发现早期乳腺癌微小病灶的敏感性最高（图 1-18），但难于清楚判别癌性或炎性结节，所以特异性不高。目前，MRI 检查技术在许多方面已经达成共识。第一，应用 MRI 进行乳腺癌高危人群的筛查是最敏感有效的手段。如 Kuhl 等对携带乳腺癌易感基因（*BRCA*1 和 *BRC*2）的女性做乳房查体、X 线、B 超和 MRI 普查，1 年后 105 名无症状的妇女的普查结果为：乳房 X 线、B 超和 MRI 检查的敏感性分别是 33%、33% 和 100%（前两者结合为 44%）。但是，尽管将筛查对象设定为高危人群，检查费用过高仍大大限制了它的广泛应用。第二，用于评估乳腺癌的病变范围，能够排除多发微小病灶的存在，这是乳房 MRI 检查最重要的作用之一。Harms 等报道，30% 的乳腺癌患者行根治性手术后可以找到额外的微小癌灶，而 MRI 能够检出临床检查阴性的乳腺癌病例。第三，用于乳腺

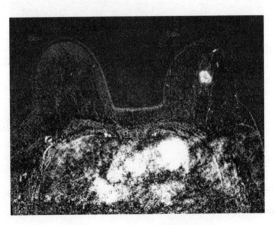

图 1-18　MRI 检查发现乳腺肿物

手术后（包括保乳手术或切除并再造手术等）患者，检测复发或新发肿瘤。对于手术后患者，曾患乳腺癌是明确的高危因素，需要密切观察是否有复发转移或新发病灶，同时手术导致腺体结构紊乱、不易识别，这种情况下 MRI 检查因其敏感度高、对腺体没有挤压、层次辨别清晰成为理想的监测手段（图1-19）。

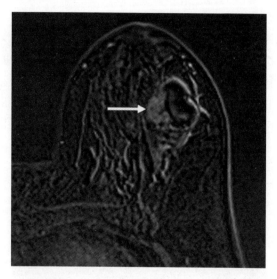

图 1-19　MRI 检查用于乳腺手术后监测

在我国，MRI 检查多数应用于乳腺癌术后转移病灶或第二原发癌的检测，应用 MRI 检查对无症状或高危人群进行筛查多数人群尚不能承受。但是，随着经济水平的提高，凭借 MRI 检查在微小病灶检出方面的独特优势，其在乳腺癌早期诊断领域的应用必将日益广泛。

2. 确诊技术

乳腺肿物的诊断技术可以分为 3 类: 细针穿刺活检、粗针活检、切除活检。

细针穿刺属于细胞学检查, 经穿刺获取少量病灶细胞, 并在显微镜下查找肿瘤细胞 (图 1-20)。它的优点是操作简单、痛苦小、没有手术瘢痕。但是, 这项技术对穿刺和涂片的技术要求都很高, 而且敏感性较差, 易遗漏恶性病变, 标本的无效比例为 2%~36%。其次, 一些良性病变伴发癌肿的可能性较高, 仅取少量细胞活检可能不足以完全排除对癌的诊断。所以, 细针穿刺作为诊断技术的一种, 其确诊价值并不高, 临床上采用较少。

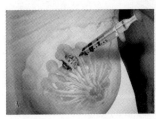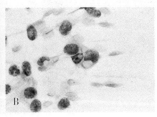

图 1-20　乳腺细针穿刺

注: A. 细针穿刺操作; B. 细胞学检查染色图片

(摘自: 梅奥拯救乳房全书/沈松杰主译. 北京: 北京科学技术出版社, 2016)

粗针 (如核心针) 活检则采用较粗的穿刺针, 可以获取较多量的组织, 属于组织学检查 (图 1-21), 诊断的准确性较高, 但仍存在技术盲点, 如对于导管内癌和不典型增生难以区分、对于广泛导管内成分不能判别等。核心针穿刺活检（core needle biopsy，CNB）诊断为导管不典型增生而切除活检中发现有癌变的患者高达50%。

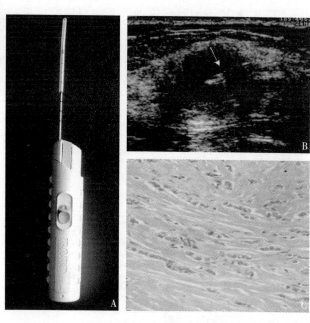

图 1-21　乳腺粗针穿刺（核心针活检）
注：A. 核心针；B. 核心针穿刺；C. 组织学检查染色图片

切除活检是较为传统的乳腺肿块确诊手段，优点是诊断明确、操作相对简单，开放活检可以一次性去除良性病变的病灶，避免长期随诊给患者带来的心理和经济上的负担，对于不能自行消除又有一定恶变率的肿瘤尤为重要。在进行开放活检时，借鉴基本的整形手术技术和原则可使乳房变形最小，瘢痕不明显。对初诊考虑恶性可能性较小的肿块，活检采用环乳晕切口，较易于操作，还能达到最佳的美观效果（图 1-22、图 1-23）。

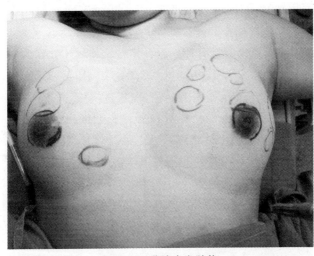

图 1-22　乳腺多发肿物

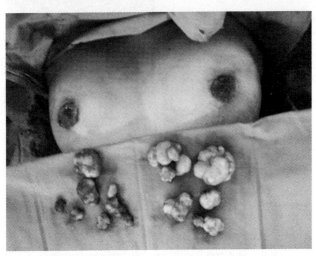

图 1-23　双侧乳腺多发肿物，采用环乳晕切口切除后

　　如果需要活检的肿块不可触及（不可触及乳房病变，nonpalpable breast lesion，NPBL）则可以采用细针定位活检（needle localization biopsy，NLB）技术。采用细针定位病灶，在定位针的指引下完整切除病灶，对恶性病变的漏诊率低，转移可能性较小，并且对良性病变有治疗作用。细针定位活检（NLB）的常用定位手段是钼靶和超声（图1-24A、图1-24B）。首先需要明确的是哪些不可触及的病变需要进行活检，如钼靶片中显示的伴或不伴肿块影的细小砂粒样钙化、不规则密度增高影或结构紊乱区、孤立的肿块影、毛刺样或分叶样肿块、局部腺体边界缺损或凹陷；B超显示肿块边界不规则、蟹足样改变、肿块后方声像衰减、肿块血流丰富、肿块合并钙化、囊肿囊壁增厚或囊内有低回声或囊周有丰富血流。存

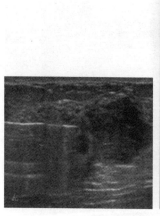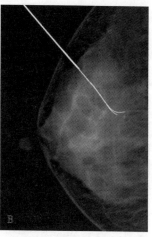

图1-24　乳腺细针定位

注：A. 超声引导下细针定位；B. 钼靶引导下细针定位

在上述征象就应怀疑恶性病变的存在，即使临床触诊不能扪及乳腺病灶也应及时切除活检。如果一个病灶钼靶和超声都能显示，应首先选择超声定位，因为超声检查操作简便且无痛苦、无放射性。若必须采用钼靶定位，一定要将手术切除的标本再次送钼靶摄片检查，以确定可疑病灶已经被完全切除，同时也可以为病理医师提示病灶的准确位置（图 1-25）。

对于真空辅助乳腺微创旋切系统（the mammotome system，麦默通）的应用，有些单位将其应用为诊断领域，它是在粗针穿刺基础上加入旋切和真空抽吸装置组成，其准确性和局限性与核心针特点相似。也有些医疗中心将麦默通技术应用在治疗领域，它依靠旋切刀和真空抽吸泵两个基本装

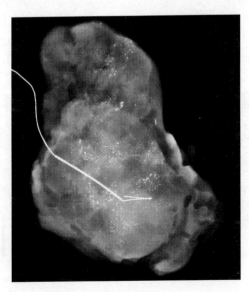

图 1-25　钼靶引导下细针穿刺乳腺活检术后 X 线摄片

置，可以在超声或钼靶引导下对乳房可疑病灶进行重复切割，以获取乳房的组织学标本，从而获得病理诊断或者完整切除体积较小的肿瘤。麦默通系统的旋切刀外的套管可减少组织残留于针道，但是否能够真正避免针道转移及达到满意的诊断及治疗效果，还有待通过临床长期应用进行检验，目前对于其肿瘤残留复发问题、恶性肿瘤的针道转移问题都存在很大争议，还需要加以考虑并审慎应用（图1-26）。

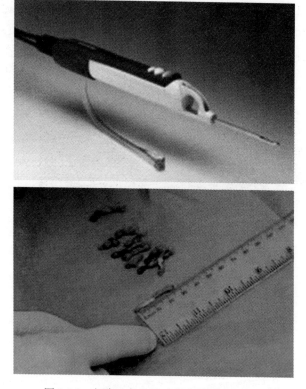

图1-26　麦默通真空辅助乳腺微创旋切系统

五、乳腺癌分期、分级与分型

1. 乳腺癌的分期

一般采用美国癌症联合委员会（AJCC）的 TNM 分期，分为临床分期和病理分期，如果肿块和淋巴结状况是手术前获得的，称为临床分期；如果是手术后获得的病理状况，则更为准确，称为病理分期。一般临床分期用于指导新辅助治疗，病理分期用于指导术后辅助治疗（表 1-5）。

表 5-1　乳腺癌分期

原发肿瘤（T）	
原发肿瘤（T）的分期定义，不管是临床还是病理都是一样的，在二者都可及的情况下，优先选用病理分期。如果肿瘤的大小是由体检得到的，可用 T_1、T_2 或 T_3 来表示。如果是由其他测量方法，如乳腺 X 线拍片或病理学测量得到的。那么可用到 T_1 的亚分类。肿瘤大小应精确到 0.1cm	
Tx	原发肿瘤无法评估
T_0	没有原发肿瘤证据
Tis	原位癌
Tis（DCIS）	导管原位癌
Tis（LCIS）	小叶原位癌
Tis（Paget）	乳头 Paget 病，不伴有肿块
注：伴有肿块的 Paget 病按肿瘤大小分类	
T_1	肿瘤最大直径 ≤2cm（第八版建议最大径 0.1～0.15cm 的浸润癌应记录为 0.2cm）
T_{1mic}	微小浸润癌，最大直径 ≤0.1cm
T_{1a}	肿瘤最大直径>0.1cm，但 ≤0.5cm

41

T_{1b}	肿瘤最大直径>0.5cm，但≤1cm
T_{1c}	肿瘤最大直径>1cm，但≤2cm
T_2	肿瘤最大直径>2cm，但≤5cm
T_3	肿瘤最大直径>5cm
T_4	不论肿瘤大小，直接侵犯胸壁（a）或皮肤（b），如下所述：
T_{4a}	侵犯胸壁，不包括胸肌
T_{4b}	患侧乳腺皮肤水肿（包括橘皮样变），溃破，或肉眼可见的卫星结节
T_{4c}	T_{4a}与T_{4b}并存
T_{4d}	炎性乳癌

区域淋巴结（N）

临床分期 N

N_x	区域淋巴结无法评估（例如曾经切除）
N_0	无区域淋巴结转移
N_1	同侧腋窝淋巴结转移，可活动
N_2	同侧腋窝淋巴结转移，固定或相互融合或缺乏同侧腋窝淋巴结转移的临床证据，但有临床明显 * 的同侧内乳淋巴结转移
N_{2a}	同侧腋窝淋巴结转移，互相融合或与其他组织固定
N_{2b}	仅有临床明显 * 的同侧内乳淋巴结转移，而无腋窝淋巴结转移临床证据
N_3	同侧锁骨下淋巴结转移伴或不伴腋窝淋巴结转移；或有临床明显 * 的同侧内乳淋巴结转移和腋窝淋巴结转移的临床证据；或同侧锁骨上淋巴结转移伴或不伴腋窝或内乳淋巴结转移
N_{3a}	同侧锁骨下淋巴结转移

| N_{3b} | 同侧内乳淋巴结及腋窝淋巴转移 |
| N_{3c} | 同侧锁骨上淋巴结转移 |

*："临床明显"：影像学检查（淋巴结闪烁扫描除外）、临床查体或肉眼可见的病理异常

病理学分期 pN^a

| pNx | 区域淋巴结无法评估（例如过去已切除，或未进行病理学检查） |
| pN$_0$ | 无组织学定义上的区域淋巴结转移 |

注：孤立肿瘤细胞（isolated tumor cell, ITC）定义为单个肿瘤细胞或小细胞簇的最大直径不超过 0.2mm，通常需要由免疫组织化学（immunohistochemical, IHC）或分子生物学方法检测，但有时也可采用苏木精和伊红（hematoxylin and eosin, H&E）染色证实

pN$_0$（i-）	无组织学上的区域淋巴结转移，IHC 阴性
pN$_0$（i+）	无组织学上的区域淋巴结转移，IHC 阳性，但 IHC 簇直径不超过 0.2mm
pN$_0$（mol-）	无组织学上的区域淋巴结转移，分子生物学方法测定阴性（RT-PCR）[b]
pN$_0$（mol+）	无组织学上的区域淋巴结转移，分子生物学方法测定阳性（RT-PCR）[b]

a：pN 分类是基于腋窝淋巴结切除伴或不伴前哨淋巴结切除。分类如果仅仅基于前哨淋巴结切除，而没有随后的腋窝淋巴结切除，则前哨淋巴结标示为（sn），如 pN$_0$（sn）

b：RT-PCR：反转录酶/聚合酶链反应

| pN$_1$ | 微转移
或 1~3 个腋窝淋巴结转移
和（或）通过前哨淋巴结切除发现内乳淋巴结有微小转移灶，但临床不明显 ** |
| pN$_{1mi}$ | 微小转移（>0.2mm，≤2.0mm） |

乳腺专科基本知识

pN₁ₐ	1~3 个腋窝淋巴结转移（至少 1 个转移病灶> 2.0mm）
pN₁ᵦ	通过前哨淋巴结切除发现内乳淋巴结微小转移，但临床不明显 **
pN₁꜀	1~3 个腋窝淋巴结转移以及通过前哨淋巴结切除发现内乳淋巴结微小转移，但临床不明显 **
pN₂	4~9 个腋窝淋巴结转移 或内乳淋巴结临床明显，但腋窝淋巴结无转移
pN₂ₐ	4~9 个腋窝淋巴结转移（至少 1 个转移病灶> 2.0mm）
pN₂ᵦ	内乳淋巴结临床明显 *，但腋窝淋巴结无转移
pN₃	≥10 个腋窝淋巴结转移 或锁骨下淋巴结（即Ⅲ站淋巴结）转移 或临床明显的同侧内乳淋巴结转移，且有 1 个或多个腋窝淋巴结转移；或 3 个以上腋窝淋巴结转移，同时内乳淋巴结临床阴性但前哨阳性 或同侧锁骨上淋巴结转移
pN₃ₐ	≥10 个腋窝淋巴结转移（至少一个直径>2.0mm）；或锁骨下淋巴结转移
pN₃ᵦ	临床明显 * 的同侧内乳淋巴结转移，同时有 1 个或多个腋窝淋巴结转移；或多于 3 个腋窝淋巴结转移，同时前哨淋巴结切除发现内乳淋巴结有转移，但临床不明显 **
pN₃꜀	同侧锁骨上淋巴结转移
* ："临床明显"：影像学检查（淋巴结闪烁扫描除外）或临床体检异常 ** ："临床不明显"：影像学检查（淋巴结闪烁扫描除外）或临床体检未发现异常	
远处转移（M）	

M_0	无临床或放射影像学远处转移证据
cM_0（I^+）	无临床或放射影像学远处转移证据，但是在循环血、骨髓或其他非区域性淋巴结组织中发现分子转移或镜下检出肿瘤细胞且≤0.2mm
M_1	通过临床与放射影像手段可检测到远处转移灶和（或）组织学证实>0.2mm

（改编自 AJCC 乳腺癌 TNM 分期第八版及 NCCN 乳腺癌分期 2017 版）

Stage	T	N	M
Stage 0	Tis	N_0	M_0
Stage ⅠA	T_1	N_0	M_0
Stage ⅠB	T_0	N_{1mi}	M_0
	T_1	N_{1mi}	M_0
Stage ⅡA	T_0	N_1	M_0
	T_1	N_1	M_0
	T_2	N_0	M_0
Stage ⅡB	T_2	N_1	M_0
	T_3	N_0	M_0
Stage ⅢA	T_0	N_2	M_0
	T_1	N_2	M_0
	T_2	N_2	M_0
	T_3	$N_{1\sim2}$	M_0
Stage ⅢB	T_4	$N_{0\sim2}$	M_0
Stage ⅢC	任何 T	N_3	M_0
Stage Ⅳ	任何 T	任何 N	M_1

注：T_1 包括 T_1mic；M_0 包括 M_0（i+）

2. 乳腺癌分级

所有的浸润性乳腺癌均应该分级。根据诺丁汉联合组织学分级（表1-6），肿瘤的分级取决于评估的形态学特征（腺管形成、核的多形性以及有丝分裂计数），对于每个特征分别赋值1（预后好的）至3（预后差的），然后将全部3个特征的评分加在一起。联合评分3~5分定为1级（预后好）；联合评分6~7分是2级（预后中）；联合评分8~9分是3级（预后差），分别对应着既往的肿瘤高分化、中分化、低分化。

表1-6　组织学分级（推荐诺丁汉联合组织学分级）

分级	描　　述	对应的肿瘤分化程度
GX	不能评估	不能评估
G₁	联合组织学分级低（预后好）	高分化
G₂	联合组织学分级中等（预后中等）	中分化
G₃	联合组织学分级高（预后差）	低分化

3. 乳腺癌的分子分型

乳腺癌的病理分期可用于预后判断和指导治疗，往往分期较晚的病例更需要放疗、化疗等综合治疗手段。例如根据 NCCN 指南，肿瘤大于 1cm，或者有淋巴结转移，多数需要化疗；肿瘤大于 5cm，或者淋巴结转移超过 3 个多数需要放疗。但是，2011 年的 St. Gallen 会议提出了乳腺癌的分子分型（表1-7），即按照分子分型来指导术后治疗，从而弱化了肿瘤大小和淋巴结状况对于辅助治疗的指导意

表 1-7 乳腺癌的分子分型 (2011 版)

亚型	定义	治疗类型	注释
Luminal (管腔或激素受体阳性) A 型	ER 和 (或) PR 阳性 Her-2 阴性 Ki-67 低表达 (<14%)	单纯内分泌治疗	Ki-67 染色的质量控制非常重要 这一亚型几乎不需要化疗，但要结合临床淋巴结状况及其他危险因素综合而定
Luminal (管腔或激素受体阳性) B 型	Luminal B (Her-2 阴性)： ER 阳性 Her-2 阴性 Ki-67 高表达 (≥14%) 或 PR 低表达 (<20%) Luminal B (Her-2 阳性)：ER 和 (或) PR 阳性 Her-2 过表达或表达增殖 Ki-67 任何水平	内分泌治疗±化疗 化疗 + 抗 Her-2 治疗+内分泌治疗	多基因序列分析显示，高增殖基因可预测患者预后较差 如果不能进行可靠的 Ki-67 评估，可以考虑一些替代性的肿瘤增殖评估指标，如分级 这些替代指标也可用于区分 Luminal A 型和 Luminal B (Her-2 阴性) 型，而对后者是否选用化疗及具体化疗方案的选择可能取决于内分泌受体表达水平、危险度及患者意愿。对于 Luminal B (Her-2 阴性) 型的治疗，目前并没有证据表明可以去除细胞毒性

47

续 表

亚型	定义	治疗类型	注 释
Erb-B2 (Her-2)过表达型	Her-2 阴性(非 Luminal) ER 和 PR 缺失 Her-2 过表达或增殖	化疗+抗 Her-2 治疗	对非常低危(如 pT_{1a} 和淋巴结阴性)患者可能考虑不加用全身辅助治疗
Basal-like (基底样)型	三阴性 ER 和 PR 缺失 Her-2 阴性	化疗	"三阴性"患者和"基底样"患者有近 80% 的重合,但前者还包含一些特殊组织学类型,如低危(典型)髓样癌及腺样囊性癌 基底角蛋白染色有助于判定真正的"基底样"肿瘤

义，强化了激素受体、Ki-67 和 Her-2 的指导价值。2011 版乳腺癌分子分型的提出，被部分学者称为跨时代的进展，同时在临床上也带来了一些困惑和争议。所以，在 2013 年的 St. Gallen 会议，修正了 2011 版的分子分型，提出肿瘤体积较大、淋巴结转移较多的 Luminal A 型也应该考虑化疗，并将原来 Luminal A 型中 PR 低表达（<20%）这部分归到了 Luminal B 型，从而使几乎不需要化疗的 Luminal A 范围进一步减少。

六、乳腺癌的治疗与化学预防

1. 手术治疗

根治与改良根治——1894 年，Halsted 提出对伴发腋窝淋巴结转移的乳腺恶性肿瘤应扩大切除的观点，提倡常规切除胸大肌和胸小肌、乳房、腋窝淋巴结和肌间淋巴结，以保证对局部病灶的完全彻底切除，自此乳房根治手术成为标准的治疗方法，这种治疗模式在 50 年中一直占有优势。随后因并发症问题提出对标准乳房根治手术的质疑，开始出现一系列改良根治术，即切除全部乳房，但是不包括胸大肌，避免了前胸壁凹入畸形，也为二期乳房再造提供可能。回顾性研究发现，Halsted 乳房切除根治手术与后来其他的改良方法相比，除了手术的范围有差别外，生存率并无差别，因此 1979 年美国国家肿瘤研究所（National Cancer Institute，NCI）正式宣布接受了乳腺癌改良根治术的方法。此后 20 年，乳腺癌改良根治术（图 1-27）成为乳腺癌手术治疗的经典术式并沿用至今。

保乳手术——1967 年 Moore 发表了关于部分乳房

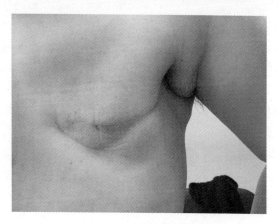

图 1-27　乳腺癌改良根治术后外观

切除手术后局部复发率的报道，当时全乳房切除还是手术常规，报道称保乳手术不能提供和全乳房切除术相等的生存率，但是可以改善术后的乳房外观。之后，保乳手术的安全性问题历经了几十年的验证过程，最终研究发现保乳手术辅以放疗可以达到与全乳房切除手术相似的安全性。2002 年公布了两项随访长达 20 年的随机试验：Fisher 等分析 NSABP B06 的结果，发现接受保乳+放疗的患者和接受全切手术的患者无病生存率和远处转移率、总生存率均无明显差别；Veronesi 等在意大利米兰的试验中发现保乳组和全切组患者的局部复发率是 8.8% 和 2.3%（$P<0.01$），但对侧乳腺癌发生率、远处转移率、第二原发肿瘤发生率均无显著差异，各种原因病死率分别为 41.7% 和 41.2%（$P=1.07$），乳腺癌所致病死率分别为 26.1% 和 24.3%（$P=0.8$）。正因为两组具有相同的远期生存率，因此，对早期乳腺癌患者行保乳手术（图 1-28）辅以放疗成为可行的根治性手术术式。

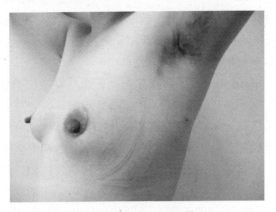

图 1-28　乳腺癌保乳根治术后外观

　　目前对于保乳手术已经形成的共识是：只要配合恰当的放疗措施，与改良根治手术相比，保乳术式患者的远期生存率（至少 20 年）没有差异，但是局部复发比例稍有增高，保乳复发的病例可以通过再次手术切除达到满意控制。目前美国的保乳手术率约为 50%，与早期发现率较高以及经济水平、生活理念等相关。我国目前的保乳手术比例较低，不仅需要加强对早期乳腺癌的诊断，从而获得更多早期病例，还需要进一步提高患者的认知度。

　　腋窝处理方式——20 世纪 90 年代中期，腋窝前哨淋巴结活检技术的提出是对既往腋窝清扫术一统天下地位的挑战，但其实更是有力补充。在此之前，腋窝淋巴结清扫术一直是乳腺癌腋窝处理的标准术式，但造成了部分患者的上肢水肿、疼痛、感觉及功能障碍等并发症。随着乳腺癌早期诊断率的提高，腋窝淋巴结阴性的乳腺癌已经占到新发病例的一半以上，促使人们对腋窝清扫术是否存在等效且微创的替代方式展开研究。前哨淋巴结活检术（sentinel lymph node biopsy，SLNB）此时应运而生，并在之后迅速发展。

SLNB是采用示踪剂来帮助显影并寻找前哨淋巴结，前哨淋巴结有转移者行腋窝清扫，无转移者可免除清扫。示踪剂有蓝染料、核素、荧光剂、气泡、纳米碳等，从提高前哨淋巴结的检查率和准确率来说，建议采用两种或以上的示踪剂联合应用，从药物可及性和价格角度来说，蓝染料和荧光剂联合应用较为常见（图1-29）。SLNB的优势是避免了腋窝淋巴结阴性患者接受不必要的腋窝清扫手术，缺点是其假阴性率约10%，也就是说每10个前哨活检阴性从而不行清扫的患者中有1个实际上是有腋窝淋巴结转移的，为了将假阴性率控制在10%以下，除了上述的示踪剂联合应用，还应注意尽量切除2个以上的前哨淋巴结。

SLNB是用于判别腋窝是否存在淋巴结转移的，所以不应该应用于临床腋窝淋巴结阳性的患者。此

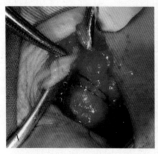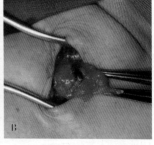

图1-29　A. 蓝染显影的腋窝淋巴管；B. 蓝染淋巴管所属的前哨淋巴结

外，妊娠患者、炎性乳腺癌患者也是 SLNB 的禁忌证。考虑到 SLNB 和腋窝清扫两种腋窝处理方式各有优缺点且不能相互替代，目前建议临床腋窝淋巴结阴性患者如无禁忌证则可先行前哨淋巴结活检，阴性者免除腋窝清扫，阳性者需行腋窝清扫；而临床腋窝淋巴结阳性患者，可以直接行腋窝淋巴结清扫。在 ACOSOG Z0011 试验的结果公布后，部分指南建议对保乳手术患者如前哨淋巴结仅有 1~2 枚转移可以免除腋窝清扫。

2. 辅助治疗

在制订乳腺癌系统治疗方案之前，首先应该进行预后评估，也就是评价复发风险，根据不同的分级或分期或分型来制订综合治疗方案。常用的指南包括美国的 NCCN（National Comprehensive Cancer Network）指南、欧洲的 St. Gallen 指南、欧洲的 ESMO（European Society for Medical Oncology）指南，中国也有自己的 CBCS（Committee of Breast Cancer Society）指南。

（1）化学治疗：既往常常用乳腺癌分期早、晚来描述疾病的严重程度，其分期标准见前文，一般来说 Ⅰ 期和 Ⅱ 期在临床上被称为早期，Ⅲ 期被称为局部晚期，而 Ⅳ 期病例被称为晚期乳腺癌。简单来讲，晚期病例肯定是要化疗的，而早期当中也有一部分需要化疗。

2007 年瑞士 St. Gallen 举行的第 10 届"早期乳腺癌治疗国际研讨会"根据肿瘤大小、淋巴结转移、组织学分级、激素受体状况以及瘤周脉管癌栓与 Her-2 过度表达来判定患者的复发风险（表 1-8），以低度风险、中度风险、高度风险来界定，是沿用至今被广泛接受的评价标准，对于中度及高度复发风险者可考虑化疗。除了危险度分级，乳腺癌分子分型也是 St. Gallen 会议所提出的，如前文所述 Luminal A 型之外的类型多数需要化疗。

表 1-8　乳腺癌危险度复发风险分级参照 2007 St. Gallen 会议指南

危险度分级

低度危险	腋淋巴结阴性 并要同时具备以下所有特性： 标本中病灶大小（pT）≤2cm 且分级[a]1 级 且瘤周脉管未见肿瘤侵犯[b] 且 ER/PR 阳性 且 Her-2 基因没有过度表达或扩增[c] 且年龄≥35 岁
中度危险	腋淋巴结阴性 且具备下列至少一条： 标本中病灶大小（pT）≥2cm 或分级 2~3 级 或有瘤周脉管肿瘤侵犯 或 ER/PR 阳性 或 Her-2 基因过度表达或扩增 或年龄≤35 岁 腋淋巴结 1~3 个阳性者，且未见 Her-2 过度表达和扩增
高度危险	腋淋巴结 1~3 个阳性者，且 Her-2 过度表达或扩增 腋淋巴结 4 个或以上转移者

注：a：组织学分级/核分级

b：瘤周脉管侵犯存在争议，它只影响腋淋巴结阴性患者的危险度分级；但并不影响淋巴结阳性者的分级

c：Her-2 的测定必须是经由严格质量把关的免疫组化或 FISH 法

此外，NCCN 根据肿瘤大小、淋巴结状况、受体情况、Her-2 情况以及基因检测情况也给出了综合治疗选择，对于肿瘤大于 1cm 或腋窝淋巴结有转移者，一般来说多数建议采用化疗。而特殊类型的乳腺癌，如小管癌、黏液癌，则因分化程度较好，较少选择化疗。

近年来，辅助治疗药物发展很快，临床上不断有新的化疗药物问世，给临床医师提供了更多可供选择的方案，同时也对规范化用药和个体化用药提出了一个新的课题。表 1-9 列出了乳腺癌辅助化疗中常用的一些联合用药方案，在实际应用中使用剂量常常要根据患者的化疗反应做出调整，如反应过大或重度骨髓抑制的患者剂量可以酌情下调 10%~15%。

表 1-9　乳腺癌辅助化疗常用联合用药方案
(参考 2017 NCCN 指南)

联合用药方案	药物及剂量	疗程
CMF 方案	环磷酰胺 $500mg/m^2$，iv，d1、d8 甲氨蝶呤 $50mg/m^2$，iv，d1、d8 氟尿嘧啶 $500mg/m^2$，iv，d1、d8	28 天为 1 个周期，共 6 个周期
AC 方案	多柔比星 $60mg/m^2$，iv，d1 环磷酰胺 $600mg/m^2$，iv，d1	21 天为 1 个周期，共 4 个周期
EC 方案	表柔比星 $100mg/m^2$，iv，d1 环磷酰胺 $600mg/m^2$，iv，d1	21 天为 1 个周期，共 4~6 个周期
CAF 方案	环磷酰胺 $500mg/m^2$，iv，d1 氟尿嘧啶 $500mg/m^2$，iv，d1 多柔比星 $50mg/m^2$，iv，d1	21 天为 1 个周期，共 6 个周期

联合用药方案	药物及剂量	疗　程
CEF 方案	环磷酰胺 500mg/m^2，iv，d1 表柔比星 100mg/m^2，iv，d1 氟尿嘧啶 500mg/m^2，iv，d1	21 天为 1 个周期， 共 6 个周期
TC 方案	多西他赛 75mg/m^2，iv，d1 环磷酰胺 600mg/m^2，iv，d1	21 天为 1 个周期， 共 4 个周期
TAC 方案	多西他赛 75mg/m^2，iv，d1 多柔比星 50mg/m^2，iv，d1 环磷酰胺 500mg/m^2，iv，d1	21 天为 1 个周期， 共 6 个周期
AC→ T 方案	多柔比星 60mg/m^2，iv，d1 环磷酰胺 600mg/m^2，iv，d1 序贯以多西他赛 100mg/m^2，d1	21 天为 1 个周期， 共 4 个周期 21 天为 1 个周期， 共 4 个周期
剂量密集 AC→ P 方案	多柔比星 60mg/m^2，iv，d1 环磷酰胺 600mg/m^2，iv，d1 序贯以紫杉醇 175mg/m^2，iv，d1	14 天为 1 个周期， 共 4 个周期 ↓ 14 天为 1 个周期， 共 4 个周期 （所有周期均用 G-CSF 支持）
FEC→T 方案	5-FU 500mg/m^2，iv，d1 表柔比星 100mg/m^2，iv，d1 环磷酰胺 500mg/m^2，iv，d1 序贯以多西他赛 100mg/m^2，d1	21 天为 1 个周期， 共 3 个周期 ↓ 21 天为 1 个周期， 共 3 个周期

　　辅助化疗的目的是消灭亚临床微转移灶，从而减少肿瘤复发，提高总生存率，但对于老年患者或有严重伴发疾病的患者，影响其生存期的主要因素可能并非乳腺癌，对于这些特殊病例应个体化对

待。如，对于伴有严重器质性病变难以耐受化疗的患者，应在充分交代风险的基础上考虑副作用小的单药化疗或不采用化疗；对于老年患者或者伴有内脏器质性病变的患者应谨慎采用化疗；对于妊娠期间的女性应根据妊娠的不同时期酌情采用或推迟采用化疗。

首次化疗前应检测血常规、肝肾功能、心电图、心脏彩超，并在以后每次化疗前后常规检测血常规以了解化疗的骨髓抑制情况，应注意观察蒽环类药物的心脏毒性，紫杉类药物应用前常规给予抗过敏预处理。

(2) 内分泌治疗：乳腺癌的内分泌治疗至今已有 100 多年的历史，与化疗相比，乳腺癌内分泌治疗具有独特的优点，如毒性低且疗效不低于化疗、治疗期间患者的生存质量较高等。但内分泌治疗与化疗最大的不同在于它是针对激素受体阳性的乳腺癌患者，也就是说，激素受体阳性才使得内分泌治疗有靶标可循，而激素受体阴性则治疗是无效的。既往曾经以 10% 的阳性表达率作为受体阳性的界限值，目前使用的界限值是 1%。

目前临床应用较多的乳腺癌内分泌治疗药物有抗雌激素类、芳香化酶抑制剂、卵巢抑制剂以及孕激素类。此外，氟维司群和 mTOR 抑制剂（如依维莫司）也是近些年应用较多的内分泌治疗药物，但主要应用于晚期转移性乳腺癌。

早在 1896 年，Beatson 博士通过卵巢切除使肿瘤消退，从此开始对切除双侧卵巢治疗晚期乳腺癌进行了广泛探讨。Huggins 和 Bergenstal 在 1952 年发现某些乳腺肿瘤受到内分泌系统的控制（图1-30），通过卵巢切除、肾上腺切除和垂体切除可以观察到乳腺癌衰退的现象。

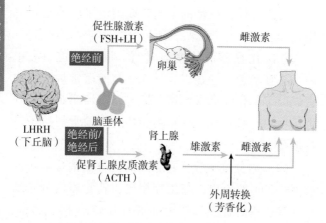

图 1-30　绝经前后雌激素产生的不同途径

乳腺癌内分泌治疗主要是通过应用药物竞争性抑制雌激素对乳腺癌细胞的刺激，从而抑制肿瘤细胞的分裂增殖，常用的三大类药物的作用靶点不同，适用的人群也就不同（图1-31）。LHRHa类的作用机制是药物性卵巢去势，所以适用人群是绝经前女性；AI类药物的作用机制是阻断芳香化酶，从而使绝经后女性的雌激素大大减少，所以适用人群是绝经后女性或药物性停经的女性；SERM类药物可以竞争性抑制雌激素与雌激素受体的结合，所以无论绝经前还是绝经后女性都可以应用。以下分别简单介绍三大类中的代表性药物。

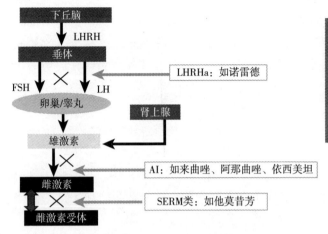

图 1-31　内分泌治疗三大类药物的作用靶点

　　选择性雌激素受体调节剂（selective estrogen receptor modulators，SERM）：是一类雌激素受体调节剂，其中他莫昔芬（tamoxifen，TAM）是代表性药物，它作为乳腺癌患者治疗的辅助用药已经使用了将近 40 年。多项前瞻性双盲随机试验奠定了他莫昔芬在早期乳腺癌辅助内分泌治疗中的金标准地位。1998 年，早期乳癌协作组发表了基于 55 项该类试验共包括 3.7 万名妇女的研究结果，在 1.8 万名患有雌激素受体阳性肿瘤的妇女中，使用 1、2、5 年他莫昔芬者复发率分别下降了 21%、28% 和 50%；在使用 5 年他莫昔芬的试验中，对淋巴结阴性妇女 10 年复发危险性的绝对改善最大。研究同时评估了可能的不良影响，尤其是子宫内膜癌的患病风险，他莫昔芬使用组的子宫内膜癌发生显著升高（*RR* 21.58），5 年使用的相对危险性为 4.2。总之，不论年龄、绝经情况、淋巴结是否阳性，是否使用细胞毒药物化疗，使用他莫昔芬 5 年明显减少了雌激素受体阳性乳腺癌患者的复发率和死亡率，成为沿用至今的标准内分泌治疗。

尽管 TAM 是一种安全有效的药物，并于 1998 年被确定为乳腺癌的标准辅助治疗药，但仍有部分患者在 TAM 辅助治疗中失败或停药后复发转移。而且由于 TAM 的弱雌激素作用，长期服用会引起血栓栓塞、子宫内膜增厚，甚至增加子宫内膜癌的风险。

芳香化酶抑制剂（aromatase inhibitors，AI）：是一类适用于绝经后受体阳性肿瘤患者的内分泌药物。最早的 AI 是氨鲁米特（aminoglutethimide，AG，氨基导眠能），为抗惊厥药，1955 年上市；第二代 AI 于 1992 年上市，主要有非甾体类的法倔唑（fadrozole，afema）和甾体类的福美坦（formestane，兰他隆）。第一代和第二代 AI 因其疗效并不显著且副反应严重目前已基本不再应用，目前广泛应用于临床的大都是第三代 AI，其降低雌激素水平的效果明显，且选择性高，不良反应少。第三代 AIs 主要包括非甾体类的阿那曲唑（anastrozole）、来曲唑（letrozole）及甾体类的依西美坦（exemestane）。

第三代 AI 用于辅助治疗的临床试验已获得重要的研究结果，如 AI 与他莫昔芬的比较研究（ATAC 试验、BIG 1-98 试验、MA17 试验、IES 031 试验）显示，第三代 AI 初始或换药治疗早期乳腺癌患者疗效确切，显著提高了总生存率和无病生存率，且耐受性良好。从 2005 年的 St. Gallen 会议和 2006 年的 NCCN 指南开始，将 AI 推荐作为一线辅助用药或 TAM 后转换用药，以及应用 TAM 5 年后的后续强化治疗。

LHRH（促黄体生成激素释放激素）类似物：通过竞争结合垂体 LHRH 的大部分受体，反馈性抑制 LH 和 FSH 的分泌，从而抑制卵巢雌激素的生成，达到药物性卵巢切除的治疗作用。该类药物包括戈舍瑞林（goserelin）、诺雷德（zoladex）等，尽管它单独使用的效果与 6 个疗程的 CMF 化疗效果相当，但临床上一般不单独应用 LHRHa，而常常将 LHRHa 与 AI 或 TAM 联合应用，适用人群为高危的绝经前女性。

此外，氟维司群也是近几年较为常用的乳腺癌内分泌治疗用药，它不同于上述三种类型，是一种新型的雌激素受体拮抗剂，通过阻断并降解雌激素受体而降低雌激素受体水平。氟维司群于 2011 年在我国上市，但应用指征是绝经后 ER 阳性的晚期转移性乳腺癌，目前暂不应用于辅助治疗领域。

（3）放疗：术后放疗是乳腺癌辅助治疗中的一个重要部分，能够降低局部和区域淋巴结的复发率。对于阳性淋巴结数 ≥4 或 T_3 的患者而言，术后局部和区域淋巴结复发的危险性可达 25%~30%，这时辅助性化疗对降低局部和区域淋巴结复发率的作用不明显，但术后放疗却有明显的疗效，可使 LN≥4 的患者复发率降为 14%，使 T_3 肿瘤复发率降至

5%~9%，术后放疗成为一个重要的综合治疗环节。对于阳性淋巴结数在 1~3 个者，放疗获益的证据正在逐渐增多，尤其对于存在激素受体阴性或Her-2过表达等高危因素的患者。

此外，随着乳腺癌早期发现工作的开展，早期病例所占比例逐渐增加，保乳手术得到广泛开展，术后放射治疗作为保乳手术不可或缺的一部分，其价值已经 MILAN 试验、B06 试验等大型临床研究证实。我国从 20 世纪 80 年代开始逐渐开展了这方面的临床研究，目前早期乳腺癌保乳手术和放射治疗相结合的综合治疗已相当成熟，保乳手术的比例也在逐渐增加。

（4）分子靶向治疗

曲妥珠单抗（herceptin）是乳腺癌分子靶向治疗的代表药物。在众多的靶向治疗药物中，其最早应用于临床，从而也具有最经典、最成熟的靶向治疗循证医学证据。

曲妥珠单抗的靶点 Her-2 是一个定位于人染色体 17p21 的基因，是表皮生长因子（epithelial growth factor，EGF）酪氨酸激酶受体家族的成员。在早期乳腺癌患者中有 20% 左右的病例存在有这样的 Her-2 阳性（基因扩增或蛋白过表达），预示着病情进展迅速，化疗缓解期短，对他莫昔芬易产生耐药，无病生存和总生存率低。而曲妥珠单抗就是针对这一 Her-2 蛋白靶点的人源化人鼠嵌合型单抗，可以直接阻断 Her-2 生长因子，减少下游信号传导，从而抑制肿瘤细胞增殖和存活。

曲妥珠单抗在辅助治疗领域的应用地位是继承

和依托于其初期在解救化疗领域展现出来的显著疗效优势。也就是说，当其他药物都不能控制疾病的进展时，Her-2 阳性患者对曲妥珠单抗的高反应率为解救治疗带来了新的希望。甚至当曲妥珠单抗（赫赛汀）治疗后疾病进展时，也可以采用含曲妥珠单抗的化疗方案继续治疗，或者还可以采用曲妥珠单抗联合其他靶向治疗药物继续治疗，如曲妥珠单抗联合帕妥珠单抗（反应率 RR 为 21%）、联合拉帕替尼（RR 为 29%）、联合贝伐单抗（RR 为 54%）。

这些临床试验同时也验证了曲妥珠单抗治疗的安全性，这一点对于应用疗程为 1 年的药物来说也是至关重要的。其最常见的不良反应是心脏不良事件，NSABP B31 试验报道其发生率为 4.1%，且曲妥珠单抗应用的心脏相关事件为可逆、可控的，积极处理后没有心源性死亡的事件发生。

尽管 1 年的曲妥珠单抗辅助治疗是目前证据最充分的，写入了国内外指南，但如果患者资金只能支持短疗程治疗能否存在获益？有一些临床研究着眼于此，如 PHARE 研究（法国，比较 6 个月与 12 个月疗程）、PERSEPHONE 研究（英国，比较 6 个月与 12 个月）、SOLD 研究（全球 6 个国家参与，比较 9 周和 12 个月）、ShortHER 研究（意大利，比较 9 周和 12 个月），遗憾的是目前的研究结果尚不能全部支持短疗程应用。

在应用靶向治疗之前，检测的规范性是个至关重要的问题。目前一般采用免疫组织化学（IHC）检测 Her-2 受体蛋白过度表达，应用荧光原位杂交（fluorescence in situ hybridization，FISH）和显色原位杂交（chromogenic in situ hybridization，CISH）法检测 Her-2 基因扩增的水平。Her-2 阳性定义为免疫组化（IHC）＋＋＋；Her-2 阴性定义为（IHC）0 或 1+。对于 Her-2 结果判为可疑阳性的病例即（IHC）2+，则应进行 FISH 或 CISH 检查明确，若 FISH 比值≥2 则判读为 FISH 阳性；若每个核 Her-2 基因拷贝数大于 6 则不论 FISH 比值如何也判读为阳性；若比值<2 且拷贝数<4 个信号点则判读为阴性（图 1-32）。

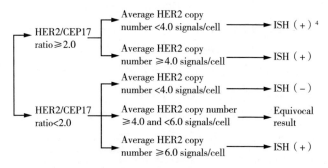

图 1-32　荧光原位杂交和显色原位杂交检测 Her-2 基因扩增（节选自 2017 版 NCCN 指南原文）

3. 乳腺癌的化学预防

寻找乳腺癌预防方法的研究已经进行了很多年，但确切病因仍未明确，尚不能做到彻底预防乳腺癌的发生，但目前已经发现了若干乳腺癌的危险因素，通过对这些危险因素进行干预，可以部分地降低乳腺癌的发生率。其中，对于家族史、烟酒、肥胖、晚生育、无哺乳、激素替代治疗等危险因素的认识在逐渐增加，2016 年发表在 *JAMA Oncology* 上的 meta 分析显示，吸烟、饮酒、体重、激素替代 4 个危险因素得到控制，可以将美国女性的乳腺癌风险降低 29%。所以，预防工作的第一步是生活方式的控制，这适用于所有风险的人群。预防工作的第二步是针对高危人群的化学药物预防。第三步是针对非常高危的人群，可以考虑预防性乳腺切除手术。

化学预防的主要药物有他莫昔芬（TAM）、雷洛昔芬、芳香化酶抑制剂。

对于 TAM 的应用，比较著名的有 NSABP P-1 试验，于 1992 年开始入组，是一项大规模前瞻性乳腺癌预防试验。研究招募 13388 名有乳腺癌高危因素但未患乳腺癌的妇女，随机分为安慰剂组和他莫昔芬组，研究持续 5 年。应用多变量逻辑回归模型联合危险因素评估乳腺癌随时间推移发生的危险性。共有 368 例浸润性和非浸润性乳腺癌发生，其中 244 例在安慰剂组，124 例在他莫昔芬组。浸润性癌的 69 个月累积发生比例在两组分别为每 1000 名妇女中 43.4 个和每 1000 名妇女中 22.0 个，用药组危险性下降了 49%（$P<0.001$）；非浸润性乳腺癌的总危险性在用药组下降了 50%（$P<0.002$）。他莫昔芬使雌激素受体阳性肿瘤的发生率下降了 69%，但是没有降低雌激素受体阴性肿瘤的发生率。

对于雷洛昔芬在乳腺癌预防中的应用研究，首先见于雷洛昔芬多重预后评价临床研究（multiple outcomes of raloxifene evaluation，MORE），该研究的主要研究目标是确定其对绝经后骨质疏松的预防作用，持续治疗 3 年。研究中发现，雷洛昔芬组浸润性乳腺癌的危险性比安慰剂组低 76%，而雌激素受体阳性肿瘤的发生率下降了 90%，由此进行了有关他莫昔芬和雷洛昔芬比较的临床研究，即 NSABP 的 STAR 研究（study of tamoxifen and raloxifene，STAR）。该研究于 1999 年 7 月开始，共有 184460 名妇女进入 Gail 模型的风险评估，最终 19747 名高危妇女进入随机分组，进入他莫昔芬和雷洛昔芬治疗组分别为 9872 名和 9875 名，分析数据截至 2005 年 12 月底，结果两组浸润性乳腺癌发生率相近（$RR = 1.02$；95% CI：$0.82 \sim 1.28$)，非浸润性癌发生率他莫昔芬组稍低（$RR = 1.40$；95% CI：$0.98 \sim 2.00$）；但子宫内膜癌发生率他莫昔芬组稍高（$RR = 0.62$；95% CI：$0.35 \sim 1.08$），雷洛昔芬组发生血栓、白内障的风险较低，但两组骨质疏松致骨折发生率相近。由此奠定了雷洛昔芬在乳腺癌化学预防中的地位。

对于芳香化酶抑制剂对乳腺癌的预防作用也已经得到临床试验验证，如 2004 年开始的 MAP 3 研究，比较服用依西美坦 5 年和安慰剂 5 年对于乳腺癌高危人群的预防作用，入组 4560 例高危女性，2011 年发布的研究结果显示，依西美坦降低浸润性乳腺发生风险 65%，由此依西美坦和他莫昔芬、雷洛昔芬一起在 2013 年 7 月被 ASCO 列入了乳腺癌药物预防指南中。另一项研究是 2003 年 10 月启动的国际乳腺癌干预试验 II（IBIS II），探讨第三代芳香化酶抑制剂阿那曲唑对健康绝经后人群的预防作用，入组 3864 名有不同程度患癌风险的绝经后女性，2013 年公布的研究结果是，与安慰剂相比，阿那曲唑降低 53% 的乳腺癌发生风险。

相信随着对乳腺癌病因学探讨的不断深入和化学预防研究的进一步拓展，尤其是对乳腺癌易感基因的定位研究，找到决定性的关键内外因所在，才能真正找到有效预防乳腺癌发生的方法。

第二节 乳腺的良性疾病

从广义的角度，乳腺疾病中除了乳腺癌都可称为良性病变，但是先天性、外伤性、炎症性等方面的病变用良恶性来界定不太恰当，所以乳腺良性疾病主要指良性肿瘤。

乳腺良性病变的确切发生率较难估计，因为大多数研究数据都来源于手术活检，但并非所有乳腺肿块患者都接受活检，决定活检与否受到是否存在恶性可能性的影响。史凤毅等 2006 年发表了相关调查结果，在不同地区不同级别医院的共 23167 例乳腺肿瘤患者中，良性、交界性、恶性肿瘤的所占比例分别是 66.13%、0.13%、33.74%，在良性肿瘤中纤维腺瘤占 89.14%。但在临床的实际工作中，我们最常见到的"病变"是乳腺囊性增生症，它是否可以称为一种病变是存在很大争议的，多数学者认为它并非一种疾病，无须治疗。

一、乳腺增生

乳腺增生一词沿用已久，但从病理学的角度出发，这不应该称为一种疾病，而是乳腺的不均质状态，绝大多数乳腺是存在这种不均质状态的。乳房是非均质器官，通常是由非均匀分布的腺叶、脂肪和纤维组织构成，这种分布的不均一性导致生理学的非均质性、不规则和多块性，这是乳腺的正常情况，但在大多数医院中，会将这种情况报为囊性增生症（即临床常说的"乳腺增生"）、纤维囊性病、纤维囊性变、慢性囊性乳腺炎或其他一些病变。

1985年，美国病理学会癌症委员会发表了一个统一的声明，不主张继续使用"纤维囊性病"的名称，他们认为用"纤维囊性变"或"纤维囊性状态"比较好，因为这并不是一种疾病。2003年版的WHO乳腺肿瘤组织学分类中，已经没有乳腺良性增生的名称，但是良性上皮增生和肌上皮增生症这两个名称分别出现在上皮性病变和肌上皮病变这两个范畴里。对于这样的改变，多数学者认为纤维囊性变并非疾病，所以从组织学分类中去除了，少数学者认为纤维囊性变已经归属在上述增生症里了，所以应该属于疾病范畴。

乳腺纤维囊性变通常表现为双侧或多发，其特征为钝痛、胀痛以及触痛，通常在月经前期症状会加重，肿块会增大，行经后症状减轻。

一般的治疗方法分为两类：①饮食及中药疗法：主要是活血化瘀散结的中药类，并建议忌食辛辣油腻；②情绪调控：多数患者会在紧张、生气等情绪变化明显时出现乳房胀痛等症状的明显加重，所以相应的情绪调节有利于症状改善。

关于乳腺纤维囊性变与乳腺癌的关系问题争论颇多。被广为接受的观点是所谓乳腺增生与乳腺癌并无明确相关性，但是乳腺的不典型增生与乳腺癌的渐变关系是明确的，或者说不典型增生是一种癌前病变，而其他类型的增生与乳腺癌并无明确关系。

二、纤维腺瘤

乳腺纤维腺瘤是最常见的乳腺良性肿瘤，常见于年轻女性，其最早表现为质韧、无痛的活动肿块，14%～25%为多发或双侧的，有时可以长的很大（特别在青春期女性中）。大体检查：纤维腺瘤有假包膜，与周围乳腺组织分界清楚，通常呈圆形或椭圆形，也可呈分叶状，切面肿瘤膨出于周围乳腺组织，多呈典型的灰白色，常可见裂隙。在组织学检查中，纤维腺瘤包括上皮和基质两部分，组织学分类依据这两部分在肿块中的成分多少来分，但其实更细地区分哪种成分居多的类型并无临床意义。

乳腺癌很少由纤维腺瘤恶变形成，而局限于纤维腺瘤中的乳腺癌常预后良好，其治疗原则和没有伴发纤维腺瘤的乳腺癌完全相同。由于目前各医疗中心对纤维腺瘤恶变的概率问题看法不完全相同，所以对于纤维腺瘤的治疗选择还是存在一定争议的，特别是对于年轻女性而言。国内的学者多数倾向于体积较大（2.5cm以上）纤维腺瘤的治疗以手术切除为主，因为一味地保留并不能使肿块消除，还增大了定期观察的成本。对于临床诊断纤维腺瘤可能性大、但存在一定恶性可能（恶性风险大于5%）的结节也主张手术切除。而在国外的处理中以穿刺为主要手段，穿刺证实为纤维腺瘤者不行手术治疗，长期随诊观察。

三、分叶状肿瘤

过去因对其认识有限，国内外在该病的诊断与治疗上分歧很大，曾有"叶状肉瘤""叶状肿瘤"等多个名称。1982 年 WHO 对乳腺疾病统一分类时将其正式命名，中文译名"乳腺分叶状肿瘤"，并根据组织学特征将其分为良性、交界性、恶性 3 类。分叶状肿瘤的良恶性之分主要依据肿瘤的有丝分裂频度、间质增生程度、细胞的非典型化、肿瘤浸润边缘、肿瘤的坏死等改变来确定。大约 10% 的分叶状肿瘤包含有明确的恶性肿瘤特点，而其余大多数的分叶状肿瘤表现为良性或良恶交界的组织学特点。但文献也表明，临床病程是不尽相同和不可预知的，通过细胞异形性来推断肿瘤的恶性程度有时并不准确。

分叶状肿瘤和纤维腺瘤类似，也属纤维上皮肿瘤，但比较少见。任何年龄的妇女均可发生分叶状肿瘤，但最多见于绝经前妇女。对于分叶状肿瘤的治疗，因其容易局部复发，应尽可能给予局部广泛切除，切除范围应大于肿瘤边缘 2cm。对于恶性分叶状肿瘤可给予乳腺全切，腋窝不行分期。恶性分叶状肿瘤对化疗和放疗不敏感，仅在复发或全身转移情况下酌情使用，效果很有限。

四、乳腺腺瘤

腺瘤是一种边界清楚的肿瘤，主要由上皮成分组成，伴少量的间质；这一点有别于纤维腺瘤（在纤维腺瘤中，间质是瘤体的主要组成成分）。从病理学角度，腺瘤分为两大类：管状腺瘤和功能性腺瘤。在年轻妇女中，管状腺瘤表现为边界清楚、活动好，类似于纤维腺瘤的结节。而功能性腺瘤主要表现为妊娠期或产后单个或多发的可活动结节。肉眼看，腺瘤边界清楚并有小叶组成；剖面看，表现为黄褐色结节，较纤维腺瘤质软。在显微镜下观察，病变以小叶为界，并由具有分泌功能的立方上皮细胞组成的腺体构成，完全等同于正常妊娠或产褥期的乳腺改变。腺瘤的治疗原则与纤维腺瘤基本相同。

此外，乳头部腺瘤虽名称在此范畴，但 Hertel 等认为，它不是一个真正的乳腺腺瘤，因为其主要成分是间质。它还有其他多个名称，如乳头的乳头状腺瘤、乳头的侵袭性腺瘤病。大体表现为乳头下界限不清的实性肿块，呈灰褐色。乳头部腺瘤为良性表现，临床处理多数考虑手术切除。

五、硬化性病变

硬化性病变有多种名称，包括"硬化性乳头状增生""非包裹性硬化性病变""硬化性腺病"和"放射状瘢痕"。Semb 在 1928 年首先发现这个疾病，Linll 等在 1980 年建议使用"放射状瘢痕"这个名称。在临床中，以硬化性腺病和放射状瘢痕这两个名称比较多见。在乳腺 X 线检查、肉眼或显微镜观察下，此病变有时可类似于乳腺癌的表现，常常以初诊乳腺癌而收治，通过病理诊断才能与乳腺癌区分。其肿块一般直径<1cm。肉眼为不规则、灰白色硬结，类似于乳腺硬癌的大体表现，镜下的特征表现为周围乳腺组织不同程度的导管内增生。

尽管它是良性疾病，但此病是否可能癌变尚存争议，但多数研究提示其与乳腺癌的发生风险增高呈正相关。

此病常常因拟诊乳腺癌而行手术。如经穿刺明确诊断，也建议后续行手术完全切除病灶。

六、乳头溢液

严格地说，乳头溢液不能完全归入良性病变的范畴，因为其中还有一小部分溢液是恶性病变的表现，但多数溢液还是属于生理性或良性的。根据北京协和医院 2004 年全年 122 例乳头溢液手术的病理结果分析，病理证实为乳腺癌的占 10.7%，证实为导管内乳头状瘤的占 63.9%，导管扩张症占 25.4%。

乳头溢液通常为血性、乳汁样、浆液性、水样以及黏液或者脓性液等。单侧或双侧乳头的多孔溢液一般为良性病变或某些药物的副反应，多数呈现为乳汁样或清水样，不需要手术治疗。脓性或黏稠的黄白色液常见于导管扩张症，不需要手术治疗。而单侧单孔的血性或浆液性溢液因为多见于导管内乳头状瘤或癌，需要手术治疗。

需要说明的是，导管内乳头状瘤有 3 种类型，包括单发性导管内乳头状瘤、多发性（周围性）乳头状瘤和乳头状瘤病。

单发性导管内乳头状瘤是发生在主输乳管的肿瘤，病变直径多数小于 1cm、呈灰红色、质脆，位于扩张的导管或囊内。导管内乳头状瘤有时可见活跃的上皮增生，甚至伴有不典型增生，使得鉴别良性乳头状瘤和乳头状导管原位癌十分困难，所以临床上经常加做免疫组化以帮助诊断。

多发性导管内乳头状瘤多发生于年轻患者，并不经常出现乳头溢液，周围型多见，常为双侧。Haagensen 对 68 例多发性乳头状瘤患者分析发现，继发乳腺癌的有 22 例（占 32%）。Ohuchi 等的研究也有类似发现。这些发现提示，与单发性中央型乳头状瘤相比，周边型多发性者更容易发生恶变。

导管内乳头状瘤病的特征性表现是复合性成分共存：导管乳头状瘤、大汗腺和非大汗腺囊肿、乳头状大汗腺增生、硬化性腺病，这些病变中，上皮细胞增生显著、细胞形态和组织结构与导管原位癌非常接近。

七、浆细胞性乳腺炎

浆细胞性乳腺炎既往曾有多个名称，比较常见的有非哺乳期乳腺炎、导管扩张症和肉芽肿性乳腺炎，特征表现是乳晕下的导管扩张，内有棕黄色分泌物。镜下可见导管周围炎症，导管破裂可引起导管内物质释放进入周围间质，引起炎症反应和脂肪坏死，间质内有大量的浆细胞浸润。多数学者认为，导管扩张是病变的初起阶段，炎症浸润是继发表现，后期还可能陆续出现乳腺包块、脓肿形成、脓肿破溃发生窦道或瘘管。

本病的病因不明，由 Ewing 在 1925 年首先描述此病，因部分病人存在先天性乳头内陷，有部分学者认为内陷的乳头更容易造成导管扩张和分泌物的存留，从而造成发病率增高。更多的学者认为此病与免疫相关，是机体对自身分泌物发生的炎症反应过强而引起的，相关证据包括部分患者伴有下肢疼痛和特征性的下肢结节红斑。

浆细胞性乳腺炎的临床表现有 4 种类型：肿块型、溢液型、脓肿型、瘘管型。这 4 种类型既是临床表现，也是疾病可能的发展阶段。当疾病仅仅是导管扩张阶段时，可以表现为乳头溢液，溢液呈"粉刺样"或"干酪样"，多数溢液量不多，少数患者陈述自行挤压时可见喷射状的油脂样液体溢出。肿块型多数呈现为痛性包块，患者陈述包块的发生伴有明显红肿疼痛，因浆细胞性乳腺炎的包块在超声和钼靶表现方面都与乳腺癌有相似之处，常表现为边界不清、伴有簇状钙化的包块，故疼痛和红肿成为鉴别诊断的重要依据。炎性包块如果引发机体的急剧免疫反应，大量浆细胞以及嗜酸性粒细胞和淋巴结细胞浸润，甚至可继发厌氧菌的逆行感染，则表现为脓肿型。脓肿如自行破溃，脓液排出后破溃口就可能形成一个反复排脓的瘘口，临床上称为瘘管型乳腺炎。

浆细胞性乳腺炎如治疗不当常常反复发生，迁延病程较长，不仅给患者造成长期的精神负担，对乳腺组织的破坏也常常会导致严重后果，甚至最终导致乳腺切除。浆细胞性乳腺炎在临床上属于难治性的乳房疾病，因其病因不明，在脓肿型之前的阶段治疗方法多样，但疗效都十分有限，有些单位试用红霉素、抗结核药物、激素等制剂有部分疗效，有些病例单纯采用疏通乳管、促排分泌物的办法也使症状部分缓解，极少部分患者甚至未经治疗而自愈。一旦脓肿形成，有效的治疗手段应该是切开引流，等待病灶缩小并局限后再行彻底地清除病灶，清除病灶时注意乳头下方的大导管常常是病变的起始部位，应一并处理，避免遗漏。

八、副乳

副乳也称"副乳房"，医学上称"多乳房症"，虽然称为"症"，但严格意义上讲并不是一种疾病，它和男性乳腺发育类似，是本应退化的组织退化不良，或者说本应不发育的组织出现了部分发育，这和发生了肿瘤或者原有组织发生了病理改变是完全不同的。

副乳的临床表现是在正常的一对乳房之外，在"乳嵴"的任何部位形成的乳腺组织。乳嵴是胚胎发育过程中出现的，从腋窝到腹股沟的两条纵行线，也称两条"乳线"，在其他哺乳动物就发育成了6~8对乳房，在人类则只发育出一对乳房，其他的退化消失。但临床上见到腋窝的一对乳房发生不同程度发育的并不少见，尤其在经过妊娠和哺乳期之后，或者体重有明显增加之后。

副乳和乳房一样，可以罹患各种疾病，如纤维腺瘤、乳腺癌等，只是因为组织量很少，其发病的概率相应地也很小，副乳发生副乳癌的概率在总体乳腺癌中不到1%。

副乳既然不是疾病，只是一种不良发育，也就不需要治疗。但如果副乳里出现了各种病症，则需要相应的治疗。如发生了纤维腺瘤，则行肿瘤切除；发生了乳腺癌，则行改良根治或保乳根治，治疗方法同一般类型的乳腺癌。一般来说，副乳需要手术治疗的指征有三：一是出现性质不明的包块；二是副乳有明显疼痛难以耐受；三是副乳体积较大严重影响美观。

参 考 文 献

［1］钟颖，孙强，徐雅莉. 30年收治乳腺癌的发病趋势. 中国普通外科杂志，2009，18（11）：1111-1115.

［2］沈松杰，孙强，徐雅莉，等. 乳腺癌常用早期诊断方法的比较研究. 中华肿瘤杂志，2012，34（11）：877-880.

［3］Zelnak AB, Wisinski KB. Management of patients with HER2-positive metastatic breast cancer：is there an optimal sequence of HER2-directed approaches? Cancer，2015，121（1）：17-24.

［4］Abramson VG, Lehmann BD, Ballinger TJ, et al. Subtyping of triple-negative breast cancer：implications for therapy. Cancer，2015，121（1）：8-16.

［5］Breast cancer screening in an era of personalized regimens：a conceptual model and National Cancer Institute initiative for risk-based and preference-based approaches at a population level. Onega T, Beaber EF, Sprague BL, Barlow WE, Haas JS, Tosteson AN, D Schnall M, Armstrong K, Schapira MM, Geller B, Weaver DL, Conant EF. Cancer，2014，120（19）：2955-2964.

［6］Breast cancer and hormone replacement therapy：Collaborative reanalysis of data from 51 epidemiological studies of 52，705 women with breast cancer and 108，411 women without breast cancer. Collaborative Group on Hormonal Factors in Breast Cancer. Lancet，1997，350：1047-1059.

［7］Bianchini G, Balko JM, Mayer IA, et al. Triple-negative

breast cancer: challenges and opportunities of a heterogeneous disease. Nat Rev Clin Oncol, 2016, 13: 674-690.

[8] A review. Land LH, Dalton SO, Jørgensen TL, et al. Comorbidity and survival after early breast cancer. Crit Rev Oncol/Hematol, 2012, 81: 196-205.

[9] Berry DA, Cronin KA, Plevritis SK, et al. Cancer Intervention and Surveillance Modeling Network (CISNET) Collaborators. Effect of screening and adjuvant therapy on mortality from breast cancer. N Engl J Med, 2005, 353 (17): 1784-1792.

[10] Kerlikowske K, Hubbard RA, Miglioretti DL, et al. Breast Cancer Surveillance Consortium. Comparative effectiveness of digital versus film-screen mammography in community practice in the United States: a cohort study. Ann Intern Med, 2011, 155 (8): 493-502.

[11] Giordano SH, Temin S, Kirshner JJ, et al. Systemic therapy for patients with advanced human epidermal growth factor receptor 2-positive breast cancer: American Society of Clinical Oncology clinical practice guideline. J Clin Oncol, 2014, 32 (19): 2078-2099.

[12] National Comprehensive Cancer Network Breast Cancer Guidelines. NCCN guidelines and clinical resources. https://www.nccn.org/professionals/physician_gls/default. aspx. Accessed March 31, 2017.

[13] Mandelblatt JS, Cronin KA, Bailey S, et al. Breast Cancer Working Group of the Cancer Intervention and Surveillance Modeling Network. Effects of mammography screening under different screening schedules: model estimates of potential benefits and harms. Ann Intern Med, 2009, 151 (10): 738-747.

乳腺专科基本知识

［14］ Peto R, Davies C, Godwin J, et al. Early Breast Cancer Trialists' Collaborative Group (EBCTCG). Comparisons between different polychemotherapy regimens for early breast cancer: meta-analyses of long-term outcome among 100 000 women in 123 randomised trials. Lancet, 2012, 379 (9814): 432-444.

［15］ Pappo I, Karni T, Sandbank J, et al. Breast cancer in the elderly: histological, hormonal and surgical character-istics. Breast, 2007, 16: 60-67.

［16］ Grumpelt AM, Ignatov A, Tchaikovski SN, et al. Tumor characteristics and therapy of elderly patients with breast cancer. J Cancer Res Clin Oncol, 2016, 142: 1109-1116.

［17］ Rimawi MF, Shetty PB, Weiss HL, et al. Epidermal growth factor receptor expression in breast cancer association with biologic phenotype and clinical outcomes. Cancer, 2010, 116: 1234-1242.

［18］ Canavese G, Bruzzi P, Catturich A, et al. Sentinel lymph node biopsy versus axillary dissection in node-negative ear-ly-stage breast cancer: 15-year follow-up update of a ran-domized clinical trial. Ann Surg Oncol, 2016, 23: 2494-2500.

［19］ 史凤毅, 叶海军, 柴薇, 等. 乳腺疾病的病种构成和峰值年龄比较分析. 解放军医学杂志, 2006, 31 (6): 622-624.

［20］ 李长军, 赵红涛, 张焱, 等. 青春期乳腺巨大纤维腺瘤的磁共振成像诊断. 实用医学影像杂志, 2015, 16 (1): 49-51.

［21］ Hertel BF, Zaloudek C, Kempson RL. Breast adenomas. Cancer, 1976, 37 (6): 2891-2905.

［22］ Pathologico-anatomical and clinical investigations of fibro-adenomatosis cystica mammae and its relation to other pathological conditions in the mamma, especially cancer. Semb C. Acta Chir Scand (Suppl), 1928, 64 : 481-484.

[23] Linell F, Ljungberg O, Anderson I. Breast carcinoma: Aspects of early stages, progression and related problems. Acta Pathol Microbiol Scand Suppl, 1980, (272) : 1-233.

[24] Jacobs TW, Byrne C, Colditz G. Radial scars in benign breast biopsy specimens and the risk of breast cancer. N Engl J Med, 1999, 340 (6) : 430-436.

[25] Haagensen CD. Diseases of the breast Third edition. New England Journal of Medicine, 1986, 315 (5) : 329.

第二章　深入学习指导

第一节　复习要点

乳腺癌部分：

一、病因

雌激素、*BRCA*1、*BRCA*2 有关。

二、病理类型

非浸润性癌、早期浸润性癌、浸润性特殊癌、浸润性非特殊癌。

三、转移途径

局部扩展：

1. 使 Cooper 韧带缩短出现酒窝征；阻塞皮下淋巴管形成橘皮样改变。

2. 侵犯皮肤形成溃破。

3. 皮肤卫星状结节。

4. 乳头受累，产生乳头佩吉特（Paget）病。

淋巴道转移：

1. 向外侧侵入同侧腋窝淋巴结，再到锁骨上淋巴结。

2. 向内侧侵入胸骨旁淋巴结，再到锁骨上淋巴结。

3. 向后侵入胸大、小肌间淋巴结。

血行转移：

肺>骨>肝。

四、临床表现

1. 肿块：外上象限好发，无痛、单发、边界不清、活动受限、硬、不光滑。

2. 局部侵犯所致的表现：橘皮样改变、酒窝征、皮肤炎症表现、乳头佩吉特（Paget）病、卫星状结节。

3. 淋巴转移所致表现：腋窝淋巴结转移最多，质硬、无痛、可推动，后期数目增多融合成团，并且粘连。

五、辅助检查

1. 钼靶 X 线。

2. B 超。

3. 针吸细胞学与乳头溢液细胞学检查。

六、TNM 分期

1. 根据 TNM 分期又可以分为 Ⅰ、Ⅱ、Ⅲ、Ⅳ期。

2. T 为原发肿瘤的情况及其大小。

3. N 为淋巴结转移的情况，有没有转移、活动性、有无融合。

4. M 为远处转移的情况，有或无。

七、治疗

1. 手术：乳腺癌改良根治术、乳腺癌保乳改良根治术。

2. 化疗：主要用于配合手术的辅助治疗和晚期治疗。

3. 放疗：保乳术后全乳治疗杀灭残余病灶。

4. 内分泌治疗：ER、PR 阳性者。

5. 靶向治疗：Her-2 阳性患者。

乳腺良性疾患部分：

一、乳腺增生

乳腺增生与乳腺癌并无明确关系，只有不典型增生是癌前病变，才是临床上关注的问题。

二、乳腺分叶状肿瘤

既往有叶状肉瘤等多个名称，现统一称为分叶状肿瘤，它分为良性、交界性、恶性 3 种类型，恶性者的处理和上皮性肿瘤（乳腺癌）不完全相同，往往不行腋窝分期和放化疗。

三、乳头溢液

病理性乳头溢液有 10% 的比例来源于乳腺癌，往往是需要引起注意的乳腺癌早期表现，应积极手术治疗。

第二节 自 测 题

一、选择题

1. 乳腺癌恶性程度最高的是（　　）。
   A. 鳞状细胞癌
   B. 炎性乳癌
   C. 腺癌
   D. 乳头湿疹样癌

2. 乳腺癌病变发展过程中最常见的转移部位是（　　）。
   A. 肺
   B. 肝
   C. 腋窝淋巴结
   D. 锁骨下淋巴结

3. 乳腺癌侵犯乳房悬韧带（Cooper 韧带）后，引起相应的皮肤改变是（　　）。
   A. 橘皮样变
   B. 乳头内陷
   C. 表面皮肤凹陷
   D. 局部水肿
   E. 铠甲状胸壁

4. 乳房发生乳腺癌最常见的部位为（　　）。
   A. 乳头部位
   B. 内上象限
   C. 外上象限
   D. 内下象限

E. 外下象限

5. 下列哪项可提示早期乳癌（　　）。

A. 乳房肿痛

B. 月经紊乱

C. 乳房呈周期性胀痛

D. 乳房内多个肿块

E. 乳房内单个无痛性肿块

6. 女性，65 岁，发现右乳腺肿物 1 个月。查右乳外上象限肿物 1.5cm×1.0cm，质硬，活动度差，无触痛。最可能的诊断是（　　）。

A. 乳腺癌

B. 乳腺囊性增生病

C. 乳腺纤维腺病

D. 乳腺结核

E. 乳腺炎

7. Rotter 淋巴结属于（　　）。

A. 腋窝淋巴结的第一组

B. 腋窝淋巴结的第二组

C. 腋窝淋巴结的第三组

D. 锁骨下淋巴结

8. 急性乳腺炎脓肿形成后最主要的治疗措施是（　　）。

A. 局部湿敷

B. 抗感染治疗

C. 保持乳汁通畅

D. 切开引流

9. 患者女，60 岁，左乳癌改良根治术后。术后病理：（左乳肿物）浸润性导管癌（低分化、大小

1.9cm×1.8cm×1.5cm），周围乳腺组织中可见浸润性导管癌成分（直径0.5cm），未见脉管瘤栓，乳头及底切缘未见癌。淋巴结可见转移性癌（4/15）。免疫组化结果：ERα（强阳，90%），ERβ（中阳，30%），PR（强阳，19%），Ki-67约13%，Her-2（3+）。

(1) 请给出该患者的TNM分期（ ）。

A. $T_1N_1M_0$，ⅡA期

B. $T_1N_2M_0$，ⅡB期

C. $T_1N_2M_0$，ⅢA期

D. $T_2N_2M_0$，ⅢA期

(2) 请给出该患者的乳腺癌分子分型（ ）。

A. Luminal A型

B. Luminal B型

C. Her-2过表达型

D. "Basal-like"型

(3) 请给出适合该患者的下一步治疗（ ）。

A. 化疗+曲妥珠单抗，化疗后续放疗及AI

B. 放疗+曲妥珠单抗，放疗后续化疗及AI

C. 化疗+TAM，化疗后续放疗及曲妥珠单抗

D. 放疗+曲妥珠单抗，放疗后续化疗及TAM

10. 下面哪一条是乳腺癌淋巴转移的主要途径（ ）。

   A. 下行转移途径：乳腺淋巴液向下经腹直肌鞘深面，通过肝圆韧带达肝门、膈下

   B. 内侧转移途径：向胸骨旁淋巴结转移，也就是向胸廓内动脉或乳房内动脉周围淋巴结转移

C. 外侧转移途径：向腋窝淋巴结转移

D. 对侧转移途径：胸壁皮肤有广泛的微细淋巴管形成的淋巴网，一侧乳腺癌可以沿皮肤表浅淋巴网转移至对侧乳腺和对侧腋窝

11. 最容易复发的乳腺良性肿瘤是（　　）。

A. 导管内乳头状瘤

B. 纤维腺瘤

C. 乳腺腺病

D. 叶状肿瘤

12. 女性，40岁，月经来潮期间乳房胀痛半年。两侧乳房内可触及多个大小不等、质地坚韧的结节状肿块。首先考虑的疾病是（　　）。

A. 乳腺癌

B. 乳房囊性增生病

C. 乳房纤维瘤

D. 乳管内乳头状瘤

E. 乳房脂肪瘤

13. 急性乳腺炎早期治疗的哪一项是错误的（　　）。

A. 切开引流

B. 停止哺乳

C. 吸尽乳汁

D. 硫酸镁热敷

E. 口服抗生素

14. 恶性程度最高的乳腺癌类型是（　　）。

A. 浸润性导管癌

B. 乳头湿疹样癌

C. 乳腺黏液癌

D. 炎性乳癌

E. 浸润性小叶癌

15. 乳腺钼靶常规摄影位置为（　　）。

A. 轴位+斜位

B. 轴位+侧位

C. 侧位+斜位

D. 轴位+点压放大摄影

E. 侧位+点压放大摄影

16. 女，20岁，发现右乳肿物2个月，位于乳头外侧，边界尚清，活动好，与皮肤无粘连。腋窝未触及肿大淋巴结。有乳腺癌家族史。钼靶检查提示右乳内弥散沙粒样钙化点。粗针穿刺病理证实为重度不典型增生，部分为小叶原位癌，部分为浸润性小叶癌。最佳的局部治疗方案为（　　）。

A. 右乳癌改良根治术

B. 右乳腺体单纯切除术

C. 右乳腺体单纯切除术+术后放疗

D. 右乳肿物局部扩大切除+腋窝淋巴结清扫术

17. 下列不属于乳腺癌内分泌治疗药物的是（　　）。

A. 他莫昔芬

B. 来曲唑

C. 雌二醇

D. 诺雷德

E. 依西美坦

18. 以下患者需要行曲妥珠单抗靶向治疗的是（　　）。

A. IHC：Her-2（0）

B. IHC：Her-2（1+）

C. IHC：Her-2（2+）

D. FISH：Her-2/CEP>2.0

19. ［（左乳肿物）乳腺低级别导管内癌（大小 3.1cm × 2.50cm × 2.4cm），局灶见微小浸润 （<1mm）；淋巴结转移癌（腋窝 3/24，第三站 1/3）］请给出以下病理的 TNM 分期（   ）。

A. $T_1N_2M_0$

B. $T_1N_3M_0$

C. $T_2N_2M_0$

D. $T_2N_3M_0$

20. 以下关于浆液性乳腺炎的描述错误的是（   ）。

A. 好发于哺乳期女性

B. 多数患者伴有乳头的各种畸形或导管扩张

C. 反复发作，长久不愈的乳晕瘘管或慢性炎性肿块

D. 本病并不少见，约占乳腺疾病患者的 10%

E. 反复多次溃破、切开，导致腺体毁形严重

21. 从乳腺超声上观察乳腺解剖层次从浅到深的顺序为（   ）。

A. 皮肤→皮下脂肪→乳腺组织→乳腺后脂肪组织→位于深筋膜下的脂肪和胸肌层

B. 皮肤脂肪→皮肤→乳腺后脂肪组织→位于深筋膜下的脂肪和胸肌层

C. 皮肤→皮下脂肪→乳腺后脂肪组织→乳腺组织→位于深筋膜下的脂肪和胸肌层

D. 皮肤→皮下脂肪→乳腺组织→位于深筋膜下的脂肪和胸肌层→乳腺后脂肪组织

E. 皮肤→皮下脂肪→位于深筋膜下的脂肪和胸

肌层→乳腺后脂肪组织→乳腺组织

22. 妊娠和哺乳期，乳腺的 X 线特征是（　　）。

　　A. 乳腺腺体及导管减少，密度减少

　　B. 乳腺腺体及导管增生，密度减低

　　C. 乳腺腺体及导管增生，密度增加

　　D. 乳腺腺体及导管减少，密度增加

　　E. 乳腺腺体及导管、密度无变化

23. Cooper 韧带在乳腺钼靶片的哪一层结构易辨认（　　）。

　　A. 表皮层

　　B. 腺体后脂肪层

　　C. 皮下脂肪层

　　D. 腺体组织层

　　E. 胸部肌肉层

二、填空题

　　1. 乳腺癌的扩散和转移途径是 _____、_____、_____。

　　2. 乳癌的最早症状为_____，多发生于乳房的_____象限

　　3. 乳房癌根据病理特点分为 _____、_____、_____、_____、_____ 5 型。

三、判断题

　　1. 乳癌患者出现橘皮样变，提示病情尚属早期，出现"酒窝征"，提示病变已属晚期。（　　）

　　2. 妊娠期若发现患有乳癌，可继续妊娠至分娩结束时才采取手术治疗。（　　）

3. 乳腺癌病变发展过程中最常见的转移部位是锁骨淋巴结。（　）

4. Ⅰ、Ⅱ期乳腺癌主要治疗方法是化学治疗。（　）

5. 乳腺癌侵犯乳房悬韧带后，引起相应的皮肤改变是橘皮样变。（　）

四、名词解释

1. 乳腺癌保乳根治术。
2. 乳腺癌改良根治术。
3. 炎性乳癌。
4. 隐匿性乳腺癌。
5. 不可触及乳腺病变。

五、简答题

1. 保乳手术的适应证有哪些？
2. 乳头溢液的类型及常见病因？
3. 浆细胞性乳腺炎分哪几种类型？

六、论述题

乳腺癌化疗的常见不良反应及处理？

参考答案

一、单选题

1. B　恶性程度最高的是炎性乳癌，侵袭性强，易发生转移，预后很差。

2. C　乳腺癌淋巴转移最常见，外侧淋巴回流至腋窝，最容易引起淋巴结转移。

3. C　Cooper 韧带被癌肿侵犯后挛缩，会拉扯表面皮肤形成凹陷。

4. C　外上象限腺体最多，易发生乳腺癌。

5. E　乳癌常为单发、质硬、无痛性肿块。

6. A　老年女性单发肿块，乳腺癌可能性大。

7. B

8. D

9. (1) D；(2) B；(3) A

10. C

11. D

12. B

13. A

14. D

15. A

16. A

17. C

18. D

19. B

20. A

21. A

22. C

23. C

二、填空题

1. 直接浸润、淋巴转移、血行转移

2. 无痛单发乳房肿块、外上

深入学习指导

3. 非浸润性癌、早期浸润性癌、浸润性特殊癌、浸润性非特殊癌、特殊类型乳腺癌

三、判断题

1. × 2. × 3. × 4. × 5. ×

四、名词解释

1. 乳腺癌保乳根治术：局部扩大切除肿瘤及周围乳腺组织，清扫腋窝淋巴结，保留乳房正常形态的乳腺癌手术。

2. 乳腺癌改良根治术：切除全部乳房组织，清扫腋窝淋巴结，保留胸大肌、胸小肌的乳腺癌手术。

3. 炎性乳癌：是一种特殊类型的乳腺癌，伴有明显的炎症改变，具有起病快、进展迅速、生存率低的特点。表现为迅速出现患侧乳房皮肤红斑、水肿，伴或不伴可触及的肿物，病史小于 6 个月，皮肤红斑大于乳房表面积的 1/3，且病理诊断为浸润性。

4. 隐匿性乳腺癌：是一种少见的特殊类型的乳腺癌，又称隐形乳腺癌，表现为孤立的腋窝淋巴结肿大，而临床触诊或影像学检查检测不到原发灶。

5. 不可触及乳腺病变：乳腺的可疑恶性病变是经辅助检查（如钼靶、超声）发现，而临床专科查体不能触及。

五、简答题

1. 保乳手术适应证有哪些？

答：保乳手术适应证包括单发病灶且无散在钙化；无放疗禁忌证；乳腺肿块小于5cm，如果乳腺体积较小则肿块须相应更小，使得扩大切除后外观尚满意；肿块距离乳头的距离在2cm以上且不伴有乳头溢液；患者有保乳需求。

2. 乳腺溢液的类型及常见病因？

答：乳头溢液常见的类型有4种，分别是浆液性乳头溢液、血性乳头溢液、水样乳头溢液和乳汁样乳头溢液。前两种常常被称为病理性溢液，常见于导管内乳头状肿瘤，需要进行手术治疗。

3. 浆细胞性乳腺炎分哪几种类型？

答：浆细胞性乳腺炎分为4种类型：导管扩张型、肿块型、脓肿型和瘘管型。

六、论述题

乳腺癌化疗的常见不良反应及处理？

（1）胃肠道反应：为乳腺癌化疗方案中最常见的不良反应，多表现为恶心、呕吐、腹泻。可常规给予5-羟色胺受体拮抗剂（如昂丹司琼），精神性呕吐可以于化疗前给予地西泮注射；严重的呕吐、腹泻者应予静脉补液，防止脱水，必要时给予肠内或肠外营养支持。

（2）骨髓抑制：三系都可出现，以白细胞、粒细胞减少多见，可能导致发热、腹泻及各系统感染。首先化疗期间要密切监测血象，至少1~2次/周。

出现细胞减少或缺乏时，给予 G-CSF，必要时预防性应用抗生素。

（3）脱发：与化疗药物的种类、剂量、疗程等相关。轻者，与患者沟通，缓解焦虑情绪，佩戴发套或帽子，减轻负面情绪；重者，可指导患者化疗时佩戴冰帽局部降温，预防脱发。

（4）药物的局部刺激：外周静脉给药使用生理盐水冲管并妥善固定针头，防止药物外漏；可置入 PICC 管减少化疗引起的静脉炎。

（5）肝肾毒性：多为一过性及自限性，化疗过程中检测肝肾功能，必要时使用保护肝肾功能的药物。

（6）过敏反应：化疗前口服地塞米松，静注苯海拉明等药物预防过敏反应；一旦发生过敏性休克，应及时进行抢救。

（7）心脏毒性：主要见于应用蒽环类药物时，主要是抑制心肌细胞代谢，导致心肌炎、心内膜炎及心律失常。临床应严格控制多柔比星（阿霉素）的总剂量不超过 $550mg/m^2$，表柔比星（表阿霉素）不超过 $1000mg/m^2$。

第三节　临床指南介绍

1. 概述

常用的乳腺癌治疗领域国际指南包括 NCCN 指南、St. Gallen 指南、ACS 指南、ASCO 指南；常用的中国指南有中国抗癌协会指南、中国版 NCCN 指南、中国临床肿瘤学会（CSCO）指南。以上指南一般每 1~2 年定期更新一次，多数可以通过自营网站获取更新版本。

除了内容全面覆盖型的上述指南外，不同的组织还会定期发布特定主题的相关指南。如晚期乳腺癌治疗国际指南（advanced breast cancer，ABC）以及国内专家相应发布的 ABC 中国共识、年轻乳腺癌治疗国际指南、美国乳腺癌保乳手术切缘指南、乳腺癌 Her-2 检测指南等。

以上的指南中，覆盖全面的往往适用于初学者学习，条目清晰、内容全面，方便初学者"按图索骥"，这些指南往往配发了年度更新所在以及更新理由，非常方便初入专科的医师学习。对于那些特定专题的指南往往是权威学会或权威专家形成的共识，适用于具有一定专业基础的医师了解本领域发展动向，使专业知识更精深。以下就分别对部分接受度比较高的指南或共识加以介绍。

2. 分述

（1）NCCN 指南：全称美国国立综合癌症网络（National Comprehensive Cancer Network），每年发布各种恶性肿瘤的临床实践指南，是全球临床医师的认可度最高的指南。在乳腺癌领域，除乳腺癌分册外，还发布乳腺癌风险降低指南、乳腺癌筛查与诊断指南等。

NCCN 指南是专科医师入门的最佳指南，树状条目化的指南非常便于新手阅读，不同章节简明介绍不同问题的可供选择处理方法，如果想详细了解每一条建议的出处，可以查阅文末的参考文献，几乎每一条处理意见都有详实的试验论据，而每一条意见的推荐力度都有明确标明。是执行度最好的证据基础上的临床指南。

NCCN 指南每年至少更新一次，很多时候更新不止一次，每次的更新都会在最前页逐条对应说明更新所在，专科医师不必每次都重复阅读厚厚的全文，非常方便了解年度内的试验进展及其对临床的指导意义。如果阅读英文全文有困难，国内专家经常会组织翻译并形成 NCCN 中国指南，但内容可能会有微调。

（2）St. Gallen 指南：乳腺癌治疗领域第二大指南当属 St. Gallen 指南，St. Gallen 的全称是 St. Gallen International Breast Cancer Conference。严格地说它应该是每两年召开一次的国际会议中专家投票所形成的共识。

虽然是共识，其证据级别没有 NCCN 指南那么高，但因其发布了一些非常有影响力的临床实践指导文件，也成为行业风向标。比如 2007 年会议发布的乳腺癌复发风险分级，详见本文第一部分的表 1-8，直到现在仍然在临床中广为应用。再如 2011 年会议发布的乳腺癌分子分型，详见本文第一部分的表 1-7，也是目前临床中非常重要的评估手段，需要注意的是在 2013 年对分子分型做了补充说明。

作为专科医师，St. Gallen 指南是 NCCN 指南的不可或缺的补充，尽管二者在某些问题上的指导不能完全重合，但基本原则是一致的，对于不同处理意见应根据具体病例特点做具体分析。

（3）RECIST 标准：实体肿瘤评价标准

（response evaluation criteria in solid tumors vision，RE-CIST），虽然称为标准，但其毫无争议地成为乳腺癌解救治疗领域和新辅助治疗领域的唯一疗效评判标准，可以说是评价治疗方案是否有效的金标准指南。RECIST 标准有两版，最新一版称为 1.1 版，发布于 2009 年。

RECIST 标准针对可测量病灶，如乳腺癌以及乳腺转移到肝脏或肺或脑等部位的可测量病灶，计算其接受治疗后的病灶长径的变化。治疗后，肿瘤长径缩小 30% 及以上者，称为部分缓解（PR）；肿瘤长径增大 20% 及以上者，称为进展（PD）；变化介于以上二者之间的，称为稳定（SD）；影像学判断全部病灶消失且维持 4 周者，称为完全缓解（CR）；病理性判断病灶消失者，称为病例完全缓解（PCR）。

RECIST 虽然不能称为临床指南，但它是判断治疗是否有效的基本工具，可据此指导并调整临床决策，所以具有非常重要的临床价值。

（4）中国抗癌协会指南：全称是"中国抗癌协会乳腺癌诊治指南与规范"，从 2007 年第一版在《中国癌症杂志》发布以来，每两年更新一次，2017 年发布的是其最新版本。CACA 是中国抗癌协会（Chinese Anti Cancer Association，CACA）的缩写，所以下称 CACA 指南。

CACA 指南不同于 NCCN 指南的全面覆盖，也与 St. Gallen 共识采用专家投票的方式给出临床推荐不尽相同。CACA 指南是采用小标题的方式，对设定问题展开说明，给出指导临床的建议。从 2007 版的 6 个小标题，到 2017 版的 16 个小标题，内容逐渐增多完善，基本涵盖了乳腺肿瘤诊治、筛查领域的大部分问题，对于希望以中文指南为临床指导的医师来说，是较为全面的指南工具书。

（5）其他：对于专科医师来说，掌握上述指南是基础，对于某个问题希望深入了解，应该关注相应权威发布的专项指南。如美国临床肿瘤学会（American Society of Clinical Oncology，ASCO）发布的 Her-2 检测指南、美国癌症协会（American Cancer Society，ACS）发布的乳腺癌筛查指南，以及欧洲癌症学会发布的年轻乳腺癌诊疗国际共识、晚期乳腺癌治疗国际指南、美国的外科肿瘤学会（SSO）和美国放射肿瘤学会（ASTRO）发布的乳腺癌保乳手术切缘处理指南。

虽然这些指南只是针对某一个问题的专项指南，但由于其讨论充分、论据详实，尤其是制订专家或组织的权威性，也足以被全世界同行认同并遵守。例如，ACS 发布的筛查指南，从 1994 年首次在 CA 杂志发表筛查相关的论据到每年的论据更新，这其中最重要的当属 2003 年版，对一般风险人群、高风险人群和老年女性筛查原则给出了清晰的表格式推荐。2015 年版，ACS 筛查指南做出了重大更新，最突出的内容是将强烈推荐每年筛查的年龄从 40 岁推迟到 45 岁。尽管很多指南中都涉及了筛查的内容，但 ACS 指南的内容最为权威，甚至其国家卫生保障政策的制定也要参考它的内容。

对于开始专科学习的医师来说，从 NCCN 指南入手，参照 St. Gallen 指南的部分内容，并关注这两个指南的每一版的更新，就基本掌握了这个专科的发展动态。在碰到具体问题的时候，求助专项指南，比如 Her-2 的检测问题、保乳的切缘问题、解救治疗中评价疗效的问题，就可以在解决具体问题的过程中完善专科知识，成为知识全面的资深专科医师。

第三章　病例分析

病例1

病例摘要：

患者女性，58 岁。2014 年 2 月于体检时行乳腺触诊发现左侧乳腺结节，未重视。2014 年 5 月，发现乳腺肿物增大，伴压痛，肿物周围皮肤无发红，无乳头溢液。行 B 超检查，提示 2.5cm×1.7cm 结节，现为进一步治疗收入我科。患者发病以来精神体力尚可，二便基本正常。体重变化不大。

既往史：患者银屑病病史，否认高血压、糖尿病、冠心病、高脂血症、慢性肾衰、慢性肝病及肝硬化等慢性病史。否认结核病、乙肝、伤寒、猩红热等传染病史。否认手术外伤史、青霉素过敏史。

家族史：母亲乳腺癌。

专科查体：

双侧乳腺对称，未见乳头凹陷，未见皮肤静脉曲张，未见橘皮样改变及酒窝征。左乳乳头外上方距乳头约 4cm 可触及大小约 2.5×2cm 大小结节，质硬，边缘不清晰，活动度不佳，局部腺体似有增厚，右侧腺体未及肿物。挤压双侧乳头未见乳头溢液。双侧腋窝及锁骨上窝未及肿大淋巴结。

辅助检查：

乳腺及腋窝淋巴结超声：左侧乳腺 2 点方向可

见一 2.5cm×1.7cm 低回声区，形态不规则，边界欠清，内部回声不均，可见点状钙化灶。CDFI：内部及周边可见少量血流信号。双侧腋下未见肿大淋巴结。

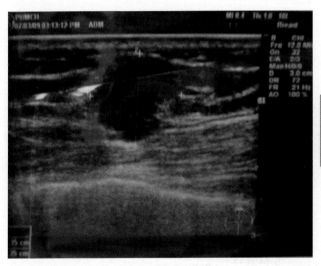

诊断：

初步诊断：左侧乳腺癌

鉴别诊断：乳腺纤维腺瘤；乳腺腺病

治疗：

首先于局部浸润麻醉下行肿物切除，并行病理学检查，明确诊断。如确诊为乳腺癌，行以手术为主的综合性治疗。

分析：

患者中老年女性，慢性病程。主要表现为发现左乳肿块 3 个月。超声提示肿物有恶性征象。查体可触及质硬、活动度不佳的肿块。结合病史、查体及辅助检查考虑患者左乳肿块诊断明确，恶性可能性大。入院后应先行肿物活检术，待病理明确恶性肿瘤后行手术治疗，术后根据具体病理结果行放化疗等辅助治疗。

病例2

病例摘要：

患者女性，32 岁。因左乳红肿 1 个月于当地医院就诊。因患者当时为产子后 6 个月，当地医院诊断为"急性乳腺炎"，予抗炎治疗 3 天。后抗炎治疗无效，红肿范围逐渐扩大，遂于我院就诊。门诊行穿刺病理活检提示：乳腺浸润性癌。遂收入院行下一步治疗。发病以来患者精神、食欲、睡眠可，二便正常，体重无变化。既往、家族史无特殊。个人史：G_3P_2。

专科查体：

一般情况可。左乳外下方呈弥漫性红肿，范围约 7cm×5cm。皮肤可见橘皮样改变，触之皮温较高。左乳外下方可及一大小约 3cm×5cm 质硬肿块，表面不光滑，活动度差，无触痛。右侧乳腺未及明显肿物。左侧腋下可及一大小约 2cm×2cm 肿大淋巴结，质硬，活动度尚可。右侧腋窝未及明显肿大淋巴结。

辅助检查：

彩色多普勒超声：左乳皮肤及皮下组织回声致密增厚，外下象限可见 3.6cm×5.3cm×4.1cm 低回声区，内部回声不均。腺体结构紊乱，腺管不清。

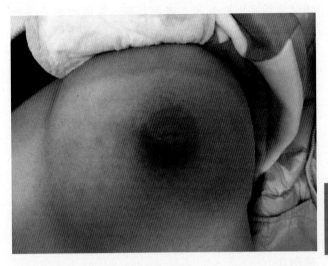

CDFI：内部及周边血流信号不均。左侧腋窝可见多个低回声光团，部分相互融合，呈类圆形，内部回声偏低。

乳腺钼靶 X 线检查：左乳外下可见一约 3cm×4cm 大小肿物，肿物边界不规则，为毛刺状的高密度影，其内见沙砾样钙化。

诊断：

左乳炎性乳癌，淋巴结转移可能性大

治疗：

患者已行穿刺证实为乳腺癌，应先行化疗，化疗结束后考虑手术治疗，根据免疫组化结果进行相应治疗。

分析：

炎性乳癌是一种较少见的特殊类型乳腺癌，其诊断是依据临床炎性表现加病理证实而得出的，即癌的本质和炎性外观二者都具备，才能诊断为炎性乳癌。其侵袭性较强，常在较短的时间内发生远处转移，预后很差。由于常发生在哺乳期女性，经常易与急性乳腺炎混淆。炎性乳癌皮肤红肿更加弥漫广泛，皮肤可出现橘皮样改变，且患侧腋窝常会出现融合、质硬的肿大淋巴结。此外，炎性乳癌患者一般不伴随全身症状，如发热等，且抗炎治疗无效。考虑为炎性乳癌的患者应尽早确诊尽早治疗，一般来说诊断为炎性乳癌者应首先接受化疗，而非手术治疗。

病例 3

病例摘要：

患者女性，32 岁。发现左乳结节近 3 年。病程中肿块逐渐缩小，但不明显。患者 3 年生育哺乳，左乳结节为哺乳期发现。

专科查体：

一般情况可。左乳乳头上方可及一大小约 2cm×1.5cm 质韧肿块，表面光滑，活动度好，无触痛。右侧乳腺未及明显肿物。双侧腋窝未及明显肿大淋巴结。

辅助检查：

彩色多普勒超声：左乳内上象限可见 2cm×1.5cm 低回声区，内部回声不均。腺体结构稍紊乱。CDFI：内部及周边血流信号不均。如下图所示：

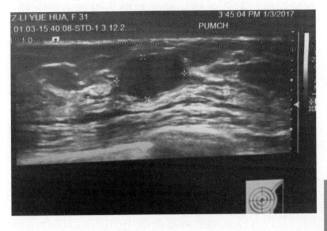

乳腺钼靶 X 线检查：左乳可见一约 2cm×1.6cm 大小肿物，肿物边界规则，未见毛刺征，未见沙砾样钙化。轴位片及斜位片见下图。

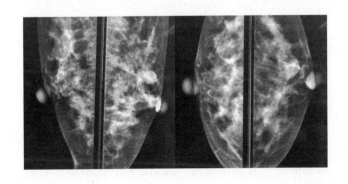

诊断：

左乳结节，积乳囊肿可能性大

鉴别诊断及治疗：

首先判断结节性质。考虑积乳囊肿可能性大则继续观察，积乳囊肿一般在初期为囊性或囊实性，表现为回声不均的乳晕周围结节。停止哺乳后逐渐缩小直至一定程度便不再缩小，相应的超声回声也从囊性为主变为实性为主。积乳囊肿不需手术治疗，临床观察即可。如果结节有增大、形态发生变化，则应积极手术治疗排除恶性可能。

分析：

积乳囊肿的本质是导管扩张，而非肿瘤性质。诊断方面非常重要的是病史采集，对于生育期女性出现的结节应询问结节出现的时间、停止哺乳的时间、是否有停止哺乳后逐渐缩小的情况。结合超声检查的特点为囊实性表现，可以初步做出判断。

病例 4

病例摘要：

患者女性，48 岁。1 年前因左乳肿物行切除活检为左乳纤维腺瘤，3 个月前在相同部位再次出现左乳肿物。遂收入院行下一步治疗。发病以来患者精神、食欲、睡眠可，二便正常，体重无变化。既往史、家族史无特殊。个人史：G_3P_2。

专科查体：

一般情况可。左乳下方可及一大小约 3cm×2cm 质韧肿块，表面尚光滑，活动度可，无触痛。右侧乳腺未及明显肿物。双侧腋窝未及明显肿大淋巴结。

辅助检查：

彩色多普勒超声：左乳外下象限可见 3cm×2cm 低回声区，呈分叶状内部回声均。腺体结构紊乱，腺管不清。CDFI：内部及周边血流信号未见明显异常（下图）。

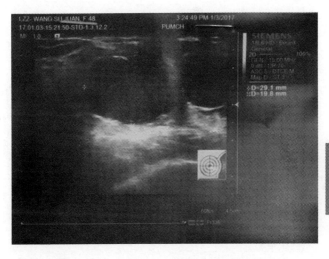

乳腺钼靶 X 线检查：左乳可见一约 3cm×2cm 大小肿物，肿物边界规则，无毛刺状的高密度影，未见砂砾样钙化。

诊断：

左乳结节性质待查，纤维腺瘤或叶状肿瘤可能性大

治疗：

首先判断是否需要手术。患者分叶状肿瘤且在近期内再次发生增大，应考虑手术治疗明确性质。再判断需要何种手术，如果为纤维腺瘤应区段扩大切除以降低再次发生的风险；如果为分叶状肿瘤应进一步扩大切除，因为叶状肿瘤的复发概率明显高于纤维腺瘤；如果为恶性则按照乳腺癌的手术方式

和患者交流。

患者术中冰冻为叶状肿瘤，需要石蜡结果进一步明确性质。

冰冻病理报告单

病理号：▓▓▓▓

| 性别：女 | 年龄：48岁 | 科室：乳腺外科 |

临床诊断：1:乳腺肿物

床号：24

标本来源：1:左乳肿物(1~块)；

住院号：▓▓▓▓

冰冻结果：

(左乳肿物)乳腺叶状肿瘤，建议等石蜡多取材明确性质。

分析：

分叶状肿瘤分为良性、交界性、恶性等 3 种生物学行为的表现，如果是良性则应扩大切除以降低复发风险；如果为交界性则应进一步扩大切除或行乳腺预防性全切，这需要根据患者年龄、复发的次数、免疫组化指标等情况经充分交流后决定；如果为恶性则等同于肉瘤的处理原则，即局部彻底切除很重要，放化疗并不敏感。

病例 5

病例摘要：

患者女性，43 岁。1 年前因左乳头出现黄色透明状溢液曾就诊。3 个月前行超声检查发现结节，遂收入院行下一步治疗。发病以来患者精神、食欲、睡眠可，二便正常，体重无变化。既往史、家族史无特殊。个人史：G_3P_1。

专科查体：

一般情况可。双乳未及明确结节、未及溢液。双侧腋窝未及明显肿大淋巴结。

辅助检查：

彩色多普勒超声：左乳 1 点方向距乳头 2cm 处可见 0.6cm×0.5cm 低回声，形态略欠规则，部分边界欠清。CDFI：未见明显血流信号（下图）。

超声所见：

双乳腺体呈非均匀背景回声型。

左乳1点方向距乳头2cm处见低回声，0.6cm×0.6cm×0.5cm，形态略欠规则，部分边界略欠清，CDFI：内未见明显血流信号。

右乳未见明确囊实性结节，CDFI：未见异常血流。

双腋下未见肿大淋巴结。

超声提示：

左乳实性结节，BI-RADS 4a

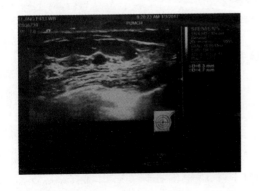

乳腺钼靶 X 线检查：双乳未及明显结节或钙化。

诊断：

左乳结节性质待查，导管内乳头状肿瘤可能性大

治疗：

首先判断是否需要手术。患者乳晕附近结节，形态欠规则，给以 4a 评分，不能排除恶性可能，应考虑手术治疗明确性质。再判断需要何种手术，如果为导管内乳头状瘤则为良性，应区段切除以降低再次发生的风险；如果为导管内乳头状癌则为恶性，应按照原位癌的处理原则和患者交流。

患者术中冰冻为导管内乳头状肿瘤，需要石蜡结果进一步明确性质。

冰 冻 病 理 报 告 单

病理号：▇▇▇

姓名：	性别：女	年龄：43岁	科室：乳腺外科
临床诊断：1:乳腺肿物			床号：26
标本来源：1:左乳肿物(1~块)；			住院号：▇▇▇

冰冻结果：

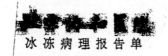 乳腺导管内乳头状肿瘤及乳腺腺病，局灶导管扩张。

分析：

乳头溢液如果为浆液性或血性是需要手术治疗的，尤其在单侧乳腺单个乳腺导管出现者。这种溢液的病因多数来源于导管内乳头状瘤（良性肿瘤）、

导管内乳头状癌（原位癌）、导管扩张症（炎性疾病）。其中前两者所占比例达到80%以上，所以浆液性和血性溢液是需要手术治疗的。

乳管镜在一些医疗机构被常规应用于乳头溢液的病例，乳管镜尚不能替代手术且可能导致乳管损伤而难以手术，所以不应不加甄别地一概使用。

病例6

病例摘要：

患者女性，45岁。发现右乳结节3个月。无其他伴随症状。患者发病以来精神、食欲、睡眠可，二便正常，体重无变化。既往史、家族史无特殊。个人史：G_3P_1。

专科查体：

右乳上方11点处可触及质硬结节2cm大小。双侧腋窝未及明显肿大淋巴结。

彩超：

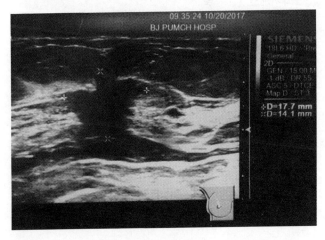

检查所见：

双乳腺体结构清晰，乳头下方导管未见扩张。

右乳 11 点方向距离乳头 3.6cm 处见低回声，大小 1.8cm×1.4cm×1.4cm，形态不规则，边界不清，可见成角，后方回声衰减，部分凸入皮下脂肪。CDFI：周边内部血流丰富，可见条状血液。

右乳 10 点距乳头约 1.5cm 处见片状低回声，大小 1.3cm×0.5cm，形态欠规则，边界尚清。CDFI：周边及内部见数条血流信号。

右乳 10 点乳晕区见片状低回声，大小 1.3cm×0.6cm，形态欠规则，边界尚清。CDFI：内见丰富条状血流信号。

右乳另见小无回声，较大者位于 11 点方向距乳头 3.5cm，大小约 0.4cm×0.3cm，边界清。CDFI：内未见血流信号。

左乳未见明显囊实性结节。

双腋下未见明确肿大淋巴结。

诊断意见：

右乳 11 点实性结节，BI-RADS 5

右乳 10 点片状低回声，位于乳晕区者血流丰富，BI-RADS 4

右乳囊肿

诊断： 右乳结节性质待查，癌可能性大

治疗分析：

首先判断是否需要手术。彩超评定 5 级结节，高度怀疑恶性可能，应手术治疗。再判断需要何种手术：年轻女性，单发肿瘤，距离乳头乳晕大于

北京协和医院
冰冻病理报告单

姓名:	性别: 女	年龄: 45岁	科室: 乳腺外科
临床诊断: 1:乳腺肿物			床号: 03
标本来源: 1:右乳肿物(1~堆);			住院号:

冰冻结果:

(右乳肿物)乳腺浸润性癌。

报告日期: 2017-10-23　　　　　主诊医师:　　　　　审核医师:

2cm,本可以考虑保乳手术,但是10点位置另见片状低回声(4级),即不能排除恶性可能。综合如上,患者选择如果恶性则不行保乳手术。腋窝的处理患者选择了前哨淋巴结活检。

患者术中冰冻为右乳腺浸润性癌,前哨淋巴结活检发现转移癌,最终手术:术式选择改良根治术。

病例7

病史摘要:

患者女性,56岁。发现左乳结节1个月。患者

113

发病以来精神、食欲、睡眠可，二便正常，体重无变化。既往史、家族史无特殊。个人史：G_3P_2。

专科查体：

一般情况可。左乳内上可以触及 2cm 大小质硬结节，双乳未及溢液。双侧腋窝未及明显肿大淋巴结。

辅助检查：

超声诊断报告

姓名：		性别：	女	年龄：	56岁
科室：	乳腺外科			HISID：	43926142
病房：	乳腺外科病房			病历号：	2240963

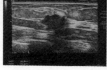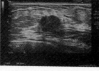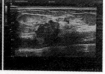

检查所见：
双乳腺体回声呈均匀脂肪背景回声型，乳头下方导管未见扩张。

左乳内上11点方向距乳头2.9cm见低回声，1.7cm×1.4cm×1.1cm，形态不规则，边界不清，周边见呈角及强回声晕，内部回声尚均，后方回声衰减，CDFI：其内可见较丰富穿支动脉血流信号。

右乳未见明确囊实性结节，CDFI：未见异常血流。

双腋下未见明确肿大淋巴结。

彩色多普勒超声：左乳 11 点方向距乳头 2.9cm处可见 1.7cm×1.4cm 低回声，形态不规则，边界不清。CDFI：丰富穿支动脉血流信号（下图）。

乳腺钼靶 X 线检查：左乳内上象限边界不清的高密度结节，癌可能性大。钼靶阅片未见长毛刺征或散在钙化。

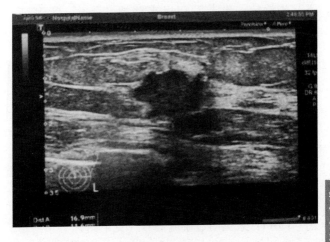

诊断:

左乳结节性质待查, 癌可能性大

分析:

患者为中老年女性, 左乳单发结节, 查体及辅助检查均高度怀疑恶性, 腋窝未触及肿大淋巴结, 不存在新辅助治疗指征。诊断方面, 可以行结节的切除活检, 也可以行穿刺活检。诊断明确后的手术方式选择: 乳房可以采取全切, 也可以采取保乳+放疗; 腋窝属于临床阴性, 可以依据 NCCN 指南先行前哨淋巴结活检, 也可以在告知患者风险和利弊的情况下直接行腋窝淋巴结清扫。

病例 8

病例摘要:

患者女性, 23 岁。1 年前体检发现右乳肿物。

3 个月前行超声检查发现结节有增大，遂收入院行下一步治疗。患者发病以来精神、食欲、睡眠可，二便正常，体重无变化。既往史、家族史无特殊。个人史：G_0P_0。

专科查体：

一般情况可。右乳上方可及光滑结节约 3cm 大小，左乳未及明确结节，双侧乳腺未及溢液。双侧腋窝未及明显肿大淋巴结。

辅助检查：

彩色多普勒超声：右乳 12 点方向距乳头 2cm 处可见 3.1cm×2.9cm×1.8cm 低回声，形态规则，边界清。CDFI：未见明显血流信号（见下图）。

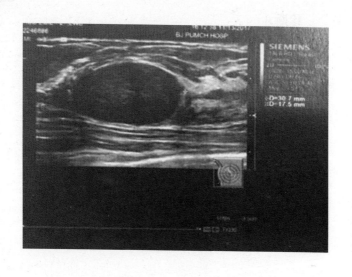

乳腺钼靶 X 线检查：右乳上方结节，BI-RADS 3 级；左乳未及明显结节或钙化。

诊断：

右乳结节性质待查，纤维腺瘤可能性大

治疗：

首先判断是否需要手术。年轻患者，右乳结节考虑纤维腺瘤可能性大，但近期有增大，应考虑手术治疗明确性质或密切观察（3个月复查彩超）。再判断需要何种手术，如果活检病理为恶性，可以考虑保乳手术及腋窝前哨淋巴结切除活检；如果切缘反复阳性可以考虑乳腺全切并一期再造；如果前哨淋巴结活检为阳性应行腋窝清扫术。

患者术中冰冻为纤维腺瘤。

病例 9

1. 乳腺外观的图片：

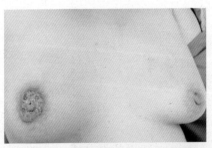

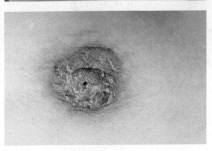

2. 可能的诊断：乳腺佩吉特病；乳腺湿疹。

3. 下一步处理：乳头病灶活检，一般会在皮肤科采取皮肤全层活检。

4. 病理结果：乳房佩吉特病。

5. 下一步处理：如果病灶仅限乳头皮肤，临床检查并未发现乳腺病灶，则乳头病灶的处理类似原位癌。可行保乳（中心象限切除）及放疗；乳腺全切伴或不伴前哨淋巴结活检。如果乳腺也有可疑病灶，且活检为癌，则按照乳腺病灶的类型及分级做相应处理。

镜下检查： 表皮轻度角化过度，棘层内可见许多Paget样细胞呈散在或巢状分布。真皮浅层可见较多慢性炎症细胞浸润。部分淋巴管内可见肿瘤细胞团块

病理诊断： 符合乳房Paget病伴淋巴管转移，免疫组化：CEA、AE1/AE3、CK7、S100

附图：

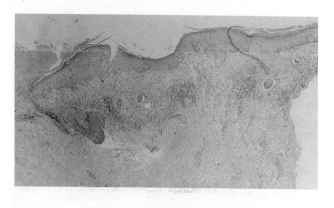

病例 10

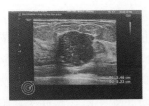 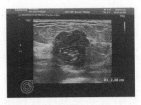

检查所见:
双乳腺体呈不均匀背景回声型,乳头下方导管未见扩张。

左乳2点方向距乳头1.8cm处见低回声,大小2.5cm×2.4cm×2.2cm,形态欠规则,边界欠清,边缘可见成角,内见数个点状强回声及散在无回声,后方回声略增强,CDFI:内见较丰富血流信号。

右乳未见明确囊实性结节,CDFI:未见异常血流。

双腋下未见明确肿大淋巴结。

诊断意见:
左乳实性结节伴多发钙化,BI-RADS 5

1. 乳腺彩超如上图。
2. 乳腺钼靶如下图。

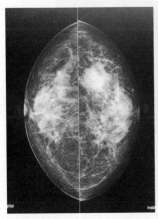 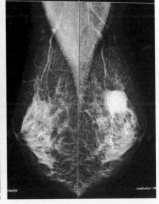

病例分析

分析：

从彩超来看，一个边界不清伴有点状钙化的低回声结节，彩超医师的印象是 BI-RADS 分级 5，也就是临床诊断考虑为恶性。从钼靶来看，尽管没有报告单，我们也能看到轴位像和斜位像显示的边界不清的高密度影，如果分级也应该是 BI-RADS 5。如上是一个典型的乳腺癌的影像资料。其治疗方法要结合其他临床资料来分析，如年龄、家族史、临床可否触及腋窝肿大淋巴结、患者保乳意愿如何。

该患者 45 岁，如果已行改良根治手术，石蜡病理报告如下。

病例分析

图像：

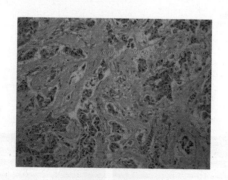

病理诊断：

（左乳及腋窝LN脂肪组织）乳腺浸润性癌（非特殊型，中分化，大小1.2cm×1cm×1cm），累及乳头下大导管，底切缘未见癌；淋巴结显慢性炎（腋窝0/21；第三站0/0）。

免疫组化结果：ERα(-)，PR(-)，Her-2(3+)，AR(中阳,80%)，Ki-67(index 50%)，P53(-)，CgA(-)，Syn(小灶+)，CK14(-)，CK5/6(-)，EGFR(-)，CD10(+)，P63(-)。

根据第一部分的学习内容，根据 2007 年 St. Gallen 指南的复发危险度分级，属于中度复发风险；根据分子分型，属于 Her-2 过表达型。患者不需要放疗。全身治疗方面，根据 NCCN 治疗导图（下图），应采取化疗联合靶向治疗，1 类证据。

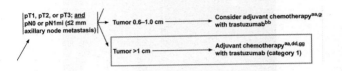

病例 11

患者 30 岁，左乳内侧乳头旁可触及边界不清的肿物 30 天。嘱其行彩超及钼靶检查。

彩超发现左乳 9 点位置 2.2cm 大小结节，位置较深。

钼靶检查回报（见双侧斜位图）：可以看到左乳平乳头水平的结节伴钙化，但钙化呈现为典型的蛋壳样钙化，这种钙化多为脂肪坏死或囊肿。再看左乳轴位像，可以看出结节位于左乳头内侧，位置较深，在腺体下方。

追问患者是否有乳房的外伤或手术史，患者述10 个月前曾行双侧乳房自体脂肪注射填充术。

分析：脂肪填充常常是注射在腺体下方，术后有时会形成一些脂肪坏死结节，结节质硬、边界欠清，部分类似恶性表现。所以，患者提供真实详尽的病史非常重要。本例患者的左乳结节为脂肪注射相关的可能性大，可能是注射后形成的团块，也可能是脂肪坏死结节。下一步处理：应暂行密切观察。

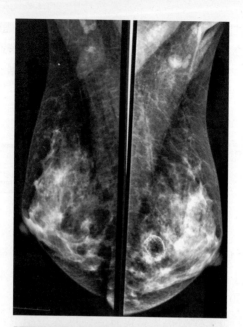

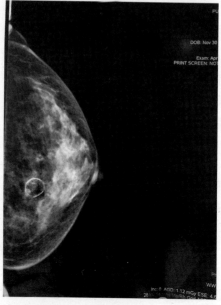